Ronny Reyes

Infección De Vías Urinarias

Ronny Reyes

Infección De Vías Urinarias

Pedagogía del cuidado en la prevención de infección de vías urinarias en mujeres

Editorial Académica Española

Imprint

Any brand names and product names mentioned in this book are subject to trademark, brand or patent protection and are trademarks or registered trademarks of their respective holders. The use of brand names, product names, common names, trade names, product descriptions etc. even without a particular marking in this work is in no way to be construed to mean that such names may be regarded as unrestricted in respect of trademark and brand protection legislation and could thus be used by anyone.

Cover image: www.ingimage.com

Publisher:
Editorial Académica Española
is a trademark of
International Book Market Service Ltd., member of OmniScriptum Publishing Group
17 Meldrum Street, Beau Bassin 71504, Mauritius
Printed at: see last page
ISBN: 978-620-2-81219-1

Agradecimiento

Mi agradecimiento infinito a la Universidad Estatal del Sur de Manabí, una de las mejores universidades del Ecuador, lugar que me abrió las puertas para poder formarme como profesional, a la carrera de Enfermería, a cada uno de los docentes que me impartieron sus conocimientos día a día, demostrando su amor por la docencia, su comprensión y paciencia hacia los estudiantes.

Al centro de Salud de Rocafuerte, a todos sus directivos, personal administrativo y de salud, los cuales me brindaron todas las facilidades para poder realizar mi trabajo de investigación, siempre estando atentos y con la amabilidad que corresponde. También de una manera especial a mi tutor Doctor Roberth Olmedo Zambrano Santos por guiarme en cada paso de la elaboración de este proyecto investigativo, brindándome sus conocimientos para poder desarrollarlo de una buena manera.

Índice

Resumen

Con el objetivo de determinar la importancia de la pedagogía del cuidado para prevención de infecciones de vías urinarias en mujeres de 18 a 34 años de edad que asisten al centro de salud de Rocafuerte; se realizó un estudio descriptivo-cuantitativo, determinando los fundamentos teóricos de cómo influyen los cuidados de enfermería en mujeres que presentan infecciones de vías urinarias, se caracterizó socio-demográficamente en que mujeres prevalece y se identificó los factores de riesgo que influyen en las complicaciones de esta infección, mediante el uso de la entrevista y la encuesta dirigida a un total de 90 mujeres entre 18 y 34 años de edad, que acudieron al centro de salud de Rocafuerte por presentar infección de vías urinarias. Se pudo determinar que la mayor parte de estas mujeres son de estado civil unión libre, el 57% de procedencia rural, solo el 16% tiene una educación superior, también en una sumatoria el 80% de ellas desconocen lo que es una infección de vías urinarias como tal, acudiendo seguido al centro de salud por presentar esta infección, además de tener frecuentemente relaciones sexuales a la semana, el 51% presenta a menudo retenciones urinarias, el 63% conoce a medias los síntomas, el 49% consume agua para su higiene por tanqueros, el 11% nunca ha escuchado una charla educativa sobre la infección y la mayoría considera que es muy buena la atención brindada y con esto ha mejorado en base a los cuidados de enfermería.

Palabras Claves: Autocuidado, tracto urinario, complicaciones, factores de riesgo

Abstract

With the objective of determining the importance of the pedagogy of care for the prevention of urinary tract infections in women from 18 to 34 years of age who attend the health center of Rocafuerte; a descriptive-quantitative study was carried out, determining the theoretical foundations of how nursing care influences women with urinary tract infectiones, socio-demographically chacracterized in which women prevailed and identified risk factors that influence the complications of this infection, through the use of the interview and the survey addressed to a total of 90 women between 18 and 34 years of age, who went to the health center of Rocafuerte for presenting uninary tract infection. It was determined that most of these women are of civil unión, 57% of rural origin, only 16% have a higher education, also in a sum 80% of them do not know what is a pathway infection urinary as such, often going to the health center to present this infection, in addition to having frequent sexual intercourse a week, 51% often have urinary retentions, 63% halfknow the symptoms,49% consume water for their hygieneby tankers, 11% have never Heard an educational talk about the infection and most believe that the care provided is very good and with this has improved base don nursing care.

Keywords: Self care, urinary tract, complications, risk factors

1. Introducción

Enfermería es una profesión dinámica y social; realizada por personas que tienen el conocimiento científico, habilidades y actitudes dirigidas a promover la salud, prevenir enfermedades, restaurar la salud y evitar el sufrimiento. Los profesionales que la ejercen, poseen la responsabilidad de aplicar principios éticos y valores morales para cosechar la confianza otorgada por las personas y reflejar una buena imagen o una imagen esperada (1).

Cuando se hace referencia a la pedagogía del cuidado, el personal de enfermería expresa que enseñar es cuidar y lo relaciona con la vida de las personas, enseñar es una relación entre el paciente y el enfermero que se produce mediante la comunicación y la interrelación comprometida, también cuando se hace referencia al cuidado profesional, se hace énfasis en que este es el punto de partida de la ciencia del cuidado, lo que significa que el enfermero debe saber el porqué, el para qué, el cómo y el cuándo lo hace, esa es la diferencia de un cuidado profesional de enfermería de uno que no lo es. Es por esto que el cuidado se enfoca específicamente a que el personal de enfermería sea responsable al momento de planificar y ejecutar los cuidados (2).

Cuidar es un acto de vida, representa una infinita complejidad de actividades dirigidas a mantener, conservar la vida, permitir que continúe y reproduzca, es un acto reciproco que se da a cualquier persona que tanto temporal como en definitiva requiere de conocimientos, actitudes y destrezas que solo se adquieren con el estudio, la salud y la disciplina de enfermería. El cuidado también es la esencia de la disciplina de enfermería que tiene como fin el cuidar integralmente al ser humano en condiciones de salud y enfermedad, utilizando métodos de enseñanza de cuidados prácticos, científicos y humanísticos. (2).

El cuidar es fundamental en el ser humano y que lo realmente o verdaderamente humano es cuidar. La capacidad que tiene el ser humano está enraizada en la naturaleza del mismo y juega un papel decisivo en su desarrollo, además de esto, Simone Roach, determinó que el cuidar presenta cinco características, cada una de ellas empiezan con la letra "C", entre las cuales están: compasión, competencia, confianza, conciencia y compromiso (3). La acción de enfermería debe regirse de valores humanos que el enfermero mismo debe crear a lo largo su vida profesional, adjuntando conocimientos científicos para guiar estas actividades de enfermería, esta asociación humanística y científica es la base de la ciencia del cuidar (4).

Las infecciones de vías urinarias son consideradas como una de las infecciones de origen bacteriano más frecuente a nivel mundial. En los hombres es muy común verla en edades adultas por el contrario en las mujeres se manifiestan en todas las edades, diferentes presentaciones y con secuelas variables (5). El incremento de casos de infecciones de vías urinarias en Ecuador, Manabí y sobre todo en la ciudad de Rocafuerte en estos últimos años ha provocado problemas constantes debido a su alto crecimiento en casos, es aquí donde entra el papel del personal de salud, puesto que de una u otra forma el medico con el personal de enfermería cumplen roles importantes para identificar, tratar y erradicar este tipo de infecciones.

El problema de la repercusión de esta infección presente en las mujeres que asisten al centro de salud de Rocafuerte, es la deficiencia de los cuidados de enfermería en mujeres con infección de vías urinarias, debido a que se brindan y se aplican de una manera errónea, manifestado en el constante regreso de las mujeres al centro de salud, también estas mujeres no tienen un autocuidado óptimo en su hogar y estarían afectándoles factores como las condiciones donde vive, la educación, higiene y recursos económicos que impiden una buena salud.

Las infecciones urinarias presentadas en mujeres constituyen un problema de salud pública a nivel mundial, en infecciones, ocupa el segundo lugar por debajo de las respiratorias. En los servicios de emergencia representa la cuarta causa más común por la que las mujeres asisten a este servicio. La incidencia según el sexo, el género masculino tiene un porcentaje muy escaso, debido a que anatómicamente la uretra de los hombres tiene una longitud mayor, por el contrario en las mujeres donde la uretra es corta, está en cercanía con la vagina y el recto, donde se puede encontrar diferentes gérmenes por lo que está muy susceptible a ser invadida por estos agentes (6).

Según el Ministerio de Salud Pública del Ecuador (MSP), La infección de vías urinarias es la existencia de gérmenes patógenos presentes en la orina por infección de la vejiga o el riñón. Existen datos que indican que puede ser asintomáticas y que varían de acuerdo al sitio de la infección (7). La infección urinaria se define como la invasión microbiana del aparato urinario, los cuales sobrepasan la capacidad de los mecanismos de defensa de la persona, esta infección va a producir una reacción inflamatoria y alteraciones funcionales y morfológicas, afectando tanto a hombres como mujeres en diferentes tipos de edades (8). Las infecciones de vías urinarias son una de las complicaciones más frecuentes durante el periodo de gestación, la forma más frecuente es la bacteriuria asintomática, su frecuencia varía entre el 5 al 7% de las embarazadas, y en pacientes con bajos recursos económicos estos porcentajes pueden multiplicarse hasta 5 veces más (5).

La infección está presente en todas las edades, y se considera recurrente si se producen dos o más episodios de pielonefritis aguda, un episodio de pielonefritis y uno o más de cistitis, o si es que presenta tres o más episodios de cistitis durante un año. Las infecciones de vías urinarias también se las considera atípica o complicadas cuando el paciente presenta sepsis, masa vesical o abdominal, flujo urinario escaso, aumento de la creatinina plasmática, si es que el paciente no presenta alguna señal de mejora o respuesta al tratamiento tras 48 – 72 horas de haberlo iniciado y por ultimo si es por un microrganismo diferente a Escherichia coli (9). Existe un alto rango de riesgo a contraer infección de vías urinarias durante el periodo de gestación, pero aquí influye bastante la paridad, la actividad sexual y la edad. Y alto índice de casos de infecciones urinarias en el embarazo dependen de los cambios anatómicos y fisiológicos que ocurren en el tracto urinario desde que comienza la gestación (5)

Una infección de vías urinarias se puede producir en cualquier parte del aparato urinario, en los riñones, en la uretra en la mujer o uréteres en los hombres y en la vejiga, siendo más común en estas dos últimas partes. Muchas veces este tipo de infecciones no siempre causa algún tipo de signo a primera instancia, pero cuando lo hace podemos encontrar síntomas como polaquiuria, disuria y orina con aspecto turbio. También en casos frecuentes hay hematuria, orina con olores fétidos y en las mujeres sobre todo hay dolores pélvicos. En cuanto a la clasificación de la infección de vías urinarias en la mujer se puede encontrar en base a su ubicación, las de vías bajas o inferiores que comprende una cistitis y uretritis y las de vías altas o superiores que comprende una pielonefritis aguda (10).

En las infecciones de vías urinarias bajas solo va a afectar a la vejiga y la uretra, este tipo de infección se frecuentará en mujeres mayores a 2 años, aquí comprenden síntomas locales como disuria, polaquiuria micciones urgentes, orina turbia y malestares abdominales bajos. Mientras que en las altas va a ser un tipo de infección que comprometerá severamente el parénquima renal (riñones), es la forma más grave de infección urinaria en niños, los síntomas varían entre hipertermia, compromiso del estado general, dolor abdominal y lumbar, en ciertos casos suele haber náuseas y vómitos (11).

Entre las especies uropatógenas por la cual se presenta esta infección se encuentran las bacterias de origen intestinal. El agente etiológico que con más frecuencia se encuentra en las ivu es la escherichia coli, por lo general se da en 69 a 90% de los casos. Luego el otro 19 a 10% restante se lo distribuyen entre la Klebsiella spp, Proteus, y Enterococcus spp. (12).

El diagnostico está relacionado estrechamente con las manifestaciones clínicas y sus variables dependen de la edad, el sexo y las alteraciones anatómicas, urológicas y/o neurológicas que pueda presentar el individuo, por lo cual es importante que el índice de sospecha sea sumamente elevado especialmente en neonatos y lactantes febriles. La prueba diagnóstica esencial es el urocultivo; es fundamental realizarla antes de iniciar el tratamiento con antibióticos. Para la recolección de muestras, la técnica más usada y menos invasiva es la obtención de orina del chorro medio de una micción, no sin antes la higiene perineal. Los recuentos bacterianos para dar positivo al urocultivo varían de acuerdo a la manera en que se haya realizado la recolección de la orina (13).

El uso inadecuado, erróneo y empírico de los antibióticos en el tratamiento de la infección de vías urinarias puede provocar fácilmente que las bacterias se vuelvan resistentes a las propias bacterias, esto plantea un problema severo para el personal médico, y que sobre todo la sensibilidad a los antimicrobianos y la prevalencia de uropatógenas van a tener variación en cada centro de salud, hospital y ciudad. La explicación al porque las bacterias se convierten resistentes a los antibióticos dependerá del tipo de infección y en algunos casos de la condición demográfica, en algunas investigaciones se ha comprobado que la resistencia por parte de la E. Coli a las ciprofloxacinas se debe a anomalías del tracto urinario, la vejez, cateterismo urinario y tratamiento previo con fluoroquinolonas (14).

Por otra parte, la Organización Mundial de la Salud (OMS), refiere que "los cuidados de enfermería abarcan la atención autónoma y en colaboración dispensada a persona de todas las edades, grupos y comunidades, enfermeros o no, y todas circunstancias" (15). En cuanto a los cuidados de enfermería en infecciones de vías urinarias se toma como referencia que una buena práctica es esencial para la disminución de este tipo de infecciones, estos cuidados hacia los usuarios deben ser brindados con rigor metodológico y también en perfecta sincronización con el equipo de salud, con el propósito de mejorar el estado del paciente (16).

Los cuidados de enfermería hacia pacientes con infección de vías urinarias varían ya que no solamente está la parte práctica en cuidados, sino más bien esta la parte educativa en la que la enfermera orienta a la paciente sobre cómo prevenir estas infecciones, brindándole consejos como por ejemplo no dejar a medias el tratamiento médico, la dieta de abundantes líquidos y también pero no menos importante la educación sanitaria, donde se debe educarla sobre el correcto aseo de su parte genital, para que de esta manera el pacientes logre tener una salud óptima.

Aproximadamente un 10% de mujeres presentan por lo menos 1 episodio de IVU no complicada al año y un 60% lo presenta durante su vida. El punto más alto de casos se encuentra en mujeres con edades entre los 18 y 30 años sexualmente activas. También esta entidad se frecuenta más en mujeres con antecedentes familiares ya sea en mamás, hermanas o tías las cuales tuvieron recurrentes episodios de cistitis. Y si nos referimos a su relación con su actividad sexual, se reporta que hay una relación del 75% al 90% de mujeres que presentaron un episodio de infección de vías urinarias (17).

En las últimas décadas las infecciones de vías urinarias han representado alrededor de siete millones de consultas médicas ambulatorias y alrededor de un millón de hospitalizaciones por cada año, lo que representa un costo al año de 1.6 millones de dólares en Estados Unidos. Estudios también han revelado que la frecuencia de infección de vías urinarias va de 53.067/100.000 mujeres y de 13.687/100.000 hombres; existe una amplia diferencia dominada por las mujeres, pero esta va a disminuir cuando lleguen a los 65 años, aquí las cosas se invierten debido a la retención e incontinencia urinaria y aumento de hiperplasia benigna de próstata (18). Globalmente se estima que al año ocurren al menos 150 millones de casos. En Estados Unidos la cifra de consultas atendidas al año por infección de vías urinarias es de 7 millones (19).

Las mujeres latinoamericanas son más propensas a contraer una infección de vías urinarias, según lo confirmo el grupo corporativo de ginecólogos latinoamericanos mediante una encuesta piloto cuyo objetivo fue identificar las prácticas de higiene y aseo genital, en mil mujeres que acudieron a la consulta en el año 2008, con la participación de 10 países entre ellos: Colombia, Costa Rica, Ecuador, Guatemala, Honduras, México, Panamá, Perú, República Dominicana y Venezuela, demostrando que alrededor del 28% de mujeres practicaban una técnica inadecuada de aseo genital, por lo que concluyen que es uno de los principales factores para qué la cuarta parte de las mujeres latinas suelan padecer infecciones urinarias, por otro lado es importante recalcar que este proceso infeccioso también se deba a la diversidad conduce a que las mujeres practiquen erróneamente las normas de higiene y cambio de ropa interior (20)

Según datos estadísticos del ministerio de salud pública en el año 2016, en Ecuador las infecciones de vías urinarias se ubicaron el cuarto lugar de las principales causas de morbilidad ambulatoria, con de 616.850 casos reportados ocupando así un 5,44% de todas las morbilidades. En Manabí, las infecciones de vías urinarias escalan 2 posiciones, ocupando el segundo lugar de causa de morbilidad ambulatoria, solo por debajo de casos de rinofaringitis aguda, las infecciones de vías urinarias reportaron en ese año más de 100 mil casos y más del 80% de estos fueron en mujeres. Ahora bien, en la cuidad de Rocafuerte, el 7,56% de las causas de morbilidad la ocupan las infecciones de vías urinarias logrando estar en el quinto lugar, con un poco más de mil trecientos casos (21).

El objeto de estudio son las infecciones de vías urinarias, por otra parte, el campo de la investigación es la salud publica ya que como personal de enfermería se trabaja con el propósito de mejorar la salud y la calidad de vida del paciente. El objetivo general es determinar la importancia de la pedagogía del cuidado para la prevención de infecciones de vías urinarias en mujeres de 18 a 34 años de edad que asisten al centro de salud de Rocafuerte. La investigación tiene como hipótesis que la enseñanza correcta del cuidado previene las infecciones de vías urinarias.

La cuidad de Rocafuerte cuenta con 33.376 habitantes de los cuales, 14 mil son mujeres según el INEC (Instituto Nacional de Estadística y Censos). En el año 2018, en el centro de salud fueron atendidas más de 6 mil mujeres y 393 de ellas acudieron a consulta médica por presentar infecciones de vías urinarias, la muestra con la que se va a trabajar son 90 mujeres de 18 a 34 años de edad que presentaron infección de vías urinarias en el año 2018, estos datos fueron filtrados mediante la Plataforma de registro de atención en salud (PRAS), la cual fue facilitada por el área de estadística del centro de salud.

La variable dependiente corresponde a la infección de vías urinarias mientras que la variable independiente será la pedagogía del cuidado. La investigación es de carácter descriptiva y cuantitativa, descriptiva porque mediante la información obtenida se describirá cada uno de los factores por los cuales las mujeres presentan frecuentemente infección de vías urinarias, cuantitativa debido a que se tomará en cuenta datos estadísticos y además se aplicará encuestas a usuarias del centro de salud determinando en que mujeres prevalece más esta infección, además se le realizará una entrevista a la líder de enfermería.

Los objetivos específicos son los siguientes:

- ✓ Determinar los fundamentos teóricos de cómo influyen los cuidados de enfermería en mujeres que presentan infección de vías urinarias.
- ✓ Caracterizar socio demográficamente las mujeres en que prevalece la infección urinaria.
- ✓ Identificar los factores de riesgo que influyen en las complicaciones de una infección de vías urinarias en mujeres que acuden al centro de salud Rocafuerte.

2. Marco teórico

2.1 Pedagogía del cuidado

2.1.1 Definición

En el campo de la pedagogía se puede encontrar a un amplio número de definiciones por diferentes autores entre los que cita, García y otros, los cuales dan un concepto abarcador y profundo enfocándose en el área de enfermería y demás ciencias de la salud, ellos definen al cuidado como la esencia de la disciplina de enfermería y tienen como fin cuidar integralmente al ser humano en condiciones de salud y enfermedad mediante enseñanzas de cuidado-practico científicos y humanísticos (2).

Por otro lado, para Contreras y otros autores, cuando se habla de cuidado, es necesario ampliar la esencia del término, para no delimitarlo a la parte instrumental. La acción de cuidar va más allá de lo manual, implica del ser que lo proporciona unas habilidades que forman parte de su estructura psicosocial, al cual se reflejará de manera negativa o positiva en su actuar frente al sujeto de cuidado (22)

Otro autor define que cuidar en salud, implica una complejidad de valores particularmente humanos, pero por el hecho de serlo, se sabe que existe la posibilidad de transcender a este tipo de actuación, en el que solo hace falta que el enfermo lo desee, lo viva, lo quiera y lo necesite. Implica también dimensiones emocionales y morales de salud no solo de enfermedad, teniendo en este vínculo empático con el paciente, la oportunidad de profundizar en el alcance y las raíces de la dignidad humana. Bernal reconoce que el concepto de cuidado denota fenómenos complejos, multiculturales y de múltiples facetas, además posee elementos científicos y técnicos (23).

Para Zambrano y otros, el concepto de cuidado puede verse como una habilidad o una competencia que resulta imprescindible formar en profesionales de las ciencias de la salud, de las cuales no se puede escindir, sin embargo, no siempre sucede de este modo. También refiere que en la actualidad carreras relacionadas con las ciencias de la salud, como es la enfermería, es bastante común que se descuide la pedagogía del cuidado a los pacientes, hecho que resulta inaceptable, dada su importancia que este concepto tiene en las carreras (24).

El cuidar es esencia de disciplina, siendo núcleo y por tanto objeto de estudio, debe ser discernido como tal, pero además reconocido por todo profesional de enfermería que se precie de serlo y ejercer la enfermería con vocación, deber y responsabilidad humana. A pesar de que todavía nos sigue el fantasma del servilismo, la honorabilidad, la moralidad y la humildad que se dieron a enfermería por la influencia del cristianismo, es también valido reconocer que es en el conocimiento de la persona como ser humano total y completo (23).

Cuidar es, ante cualquier cosa, un acto de vida, representando así una infinita variedad de actividades dirigidas a mantener y conservar la vida y permitir que la misma continúe y se reproduzca. Es un acto de reciprocidad que se tiende a dar a cualquier persona que, temporal o definitivamente requiere ayuda para asumir sus necesidades vitales. Para proporcionar un cuidado profesional se requiere de conocimientos, actitudes y destrezas que solo se adquieren con el estudio del hombre, la salud y la propia disciplina de enfermería. Para que estos cuidados sean brindados con profesionalismo, los enfermeros deben entender al hombre de forma integral, tener bien claro las acciones y metas, tener y aplicar una metodología de trabajo, basar sus actividades en principios científicos, poseer capacidad para responder una obligación ética y legal que han contraído (2).

Vázquez y más autores, en su libro "Educación para el cuidado; Hacia una nueva pedagogía", nos explica que el ser humano tiene la capacidad de cuidar y ser cuidado, los comienzos de este planteamiento lo encontramos en la familia principal de institución donde se establecen vínculos afectivos y que serán fundamentales para la gestación de nuestra personalidad (25). Tomando en cuenta todas las definiciones la pedagogía del cuidado y de cuidado como tal, estos tienen visones holísticas y humanísticas done interactúan diferentes situaciones que permiten el cuidar y el ser cuidado, teniendo muy presente que para poder brindar esos cuidados la enfermera debe tener conocimientos de muchas áreas del saber, poniendo en práctica todos estos saberes en cada una de las situaciones que se le presente en su desempeño diario, creando así una conexión de diferentes sensaciones entre ella y el paciente, de esta manera lograra que mejore su salud en su totalidad.

2.1.2 Antecedentes históricos de la pedagogía del cuidado

La teoría de Jean Watson, autora de una de las más filosóficas teorías del cuidar enfermero. Esta de aquí es la única teoría que muestra su interés por el concepto del alma y sobre todo enfatiza la dimensión espiritual de la existencia humana. También esta autora afirma que su orientación filosófica es existencial-fenomenologica espiritual y basada un poco en la filosofía oriental, también adopta el pensamiento de la escuela humanista, psicología transversal y existencial. Su forma de pensar se basó en los filósofos, Hegel, Marcel, Whitehead, Kierkegaard y Teihard de Chardin (4).

En 1985 publica Nursing. The philosophy and science of Caring, donde describe que los conocimientos relativos a la disciplina de enfermería se basan en las ciencias biológicas y comportamentales, sociales y humanas, también procuran argumentar el porqué de la salud y la enfermedad guardando una relación con el comportamiento humano. Por otro lado enfatiza que para comprender los cuidados de enfermería, se debe analizar en su contexto y relacionarlo con otra áreas del saber cómo la filosofía, las ciencias humanas, la historia, la psicología, la fisiología, la sociología, la antropología y las demás ciencias sociales (26).

A finales de los años 60, ciertos movimientos feministas empiezan a analizar la relación existente entre el cuidar y el papel desempeñado por las mujeres a lo largo de la historia. En los temas que se debatían por ese entonces por los filósofos en el mundo occidental, apenas se abordaba las relaciones entre genero la filosofía y la ética ya que estos consideraban que tanto el sexo como el género no eran relevantes para fundamentar cuestiones filosóficas fundamentales tales como la verdad, la belleza o la naturaleza de la ética. Estos movimientos feministas se unen en los debates que los filósofos mantenían acerca de temas éticos que preocupaban a la sociedad en ese entonces, tales como el aborto, guerras, racismo entre otros. Otros filósofos femeninos colocaban su atención en demostrar errores de las teorías tradicionales que consideraban a la mujer como necesitada de razón y a pesar de estar dotadas de ciertas virtudes "femeninas", estas eran inferiores a las masculinas, se consideraban que las mujeres carecían de habilidades aproximadas a la ética desde un punto de vista universal (4).

Otra autora Roach, enfermera y filosofa canadiense, quien fue una de las pioneras en el análisis del cuidar enfermero, en su libro "The Human act of caring: A blueprint for the Health

Profession", que en español significa "El acto humano de cuidar: Un plan para la profesión de salud" definió que el cuidar es esencial en el ser humano y que lo verdaderamente humano es cuidar. La capacidad de cuidar está profundamente enraizada en la naturaleza humana y juega un papel muy importante en el desarrollo humano, determino de igual forma que el cuidar presentaba cinco características propias y que todas empezaban por la letra "C" las cuales serían: compasión, competencia, confianza, conciencia y compromiso. Estas características han sido incorporadas por otras autoras de teorías del cuidar entre ellas están Verena Tschudin y Brykczynsk. (3)

2.1.3 Importancia de la pedagogía del cuidado

Para Onetto, resalta a la pedagogía del cuidado como una necesidad que tiene el individuo actualmente, de aprender a cuidarse; tanto a uno mismo como al otro. Podemos entender la violencia entre otras cosas como una respuesta la falta de cuidado hacia nosotros y hacia los demás. Una ausencia de cuidado que involucra toda la integridad del ser: el cuerpo, la mente y el espíritu. Es por ello, que es preciso más aun cuando se trabaja con niños y jóvenes vulnerables cuidarlos y enseñar a cuidarse entre ellos mismos. La pedagogía del cuidado se propone como el arte de enseñar a cuidarse, que representa en primera instancia una manera de prevenir la violencia y resguardar la propia vida y la vida de los demás de lo que nos hace daño (27).

Al contrario de un simple sistema, el cuidar/cuidado de enfermería como un fenómeno complejo tiene muchas partes/dimensiones que interactúan entre sí. En este proceso sistémico, en el que las diferentes partes/dimensiones constituyen la totalidad, el movimiento es generado y dinamizado por la forma en que estos interactúan. Por lo tanto, cuanto más intensas sean las relaciones, interacciones y asociaciones que procesan el cuidar/cuidado, mayores serán las posibilidades de dialogo creativo y mayor el crecimiento y la calidad de atención. Así, la necesidad de superar la lógica de la fragmentación, la previsibilidad y el excesivo orden – recetas listas de cuidar/cuidado, debe gradualmente ser asumida como actitud proactiva y emancipadora, por los profesionales de enfermería. La aprehensión del cuidado como un fenómeno complejo es, por tanto, fundamental para inducir el nuevo, el creativo y posibilitar relaciones próximas, dialógicas y humanizada (28).

Cuando se hace referencia a la pedagogía del cuidado en enfermería se trata de fomentar el cuidado y el autocuidado en los pacientes, juntando la parte holística con la parte humanista del enfermero, debido a que en muchas ocasiones solo se enfoca en la parte del cuidado directo ligado a los protocolos del ministerio de salud pública, dejando a un lado la parte humanista, la parte de la enfermera amiga, y no se crea un vínculo de armonía con el paciente, destruyendo así la confianza. Es por esto que se precisa la educación moral como socialización, la educación de moral como desarrollo y la educación moral como formación de hábitos virtuosos.

2.1.4 Modelos pedagógicos del cuidar enfermero

Hay muchos autores/as los cuales han elaborado diferentes teorías acerca del cuidar en enfermería, en esta investigación destacaremos a Jean Watson, ya que es una grande influencia en las enfermeras defensoras del cuidar en nuestro país y en muchos otros, por otro lado, está el modelo de Simone Roach y su descripción de cinco características de la relación de cuidar.

2.1.4.1 Modelo Jean Watson

Esta autora, afirma que la práctica de la enfermería debe regirse de un sistema de valores humanísticos que ella mismo debe de crear a lo largo de su carrera profesional e integrar conocimientos científicos para guiar la actividad enfermera. Esta asociación humanística-científica constituye la base de la ciencia de cuidar (4)

Watson, considera que las dificultades actuales de la ciencia del cuidar son:

1. El cuidar, hablando del cuidado enfermero, ha existido en todas las sociedades. En cas sociedad, se encuentran personas que son cuidadas por otras. Una actitud cuidadora no se ha transmitido de una generación a otra por la herencia genética sino mediante la cultura de una profesión como un único sistema de adaptarse a su medio. Los cuidados enfermeros siempre han tenido una posición cuidadora frente a los otros seres humanos. Por estos cuidados durante un periodo de tiempo, por la exigencia de los avances técnicos han estado en peligro. Gracias a una educación superior de la enfermera ha permitido a la disciplina de enfermería armonizar su orientación humanística y su fundamentación (29).

2. Existe a menudo una divergencia entre la teoría y la práctica entre los aspectos científicos y los aspectos artísticos de la ciencia de cuidar, en parte a causa de la división existente entre los valores científicos y los valores humanísticos (29)

Define las principales hipótesis de la ciencia del cuidar como:

- ✓ El cuidar puede ser demostrado y practicado de una manera eficaz únicamente mediante unas relaciones interpersonales.
- ✓ El cuidar consiste en factores caratifs donde el resultado es la satisfacción de ciertas necesidades humanas.
- ✓ Para ser eficaz, el cuidar debe promover la salud, así como el crecimiento individual y familiar.
- ✓ Las respuestas dadas por el cuidar aceptan a la persona no solamente por lo que es ahora sino por lo que puede ser.
- ✓ El cuidar facilita el desarrollo de potencialidades que permitirán a la persona elegir en un momento dado la acción que le proporcione mayor beneficio.
- ✓ El cuidar es más propicio para la salud que el tratamiento médico. La práctica del cuidar asocia conocimientos biopsíquicos y conocimientos del comportamiento humano con el objetivo de suscitar o promover la salud a los que están enfermos. De donde la necesidad es la existencia de la ciencia de cuidar al lado de la ciencia médica.
- ✓ La práctica de cuidar es el centro de la disciplina d enfermería (29).

2.1.4.2 Modelo de Simone Roach

Simone Roach, refiere que el cuidar es fundamental en el ser humano y que lo realmente humano es cuidar. Esta enfermera y filosofa determinó que el cuidar presentaba cinco características que empezaban por la letra "C", las cuales son las siguientes (3):

Compasión: varios autores han escrito y dado su punto vista sobre la compasión. Roach la define como una manera de vivir en relación con todas las criaturas vivientes (3). En el ámbito de salud la compasión está estrechamente relacionada con la percepción de la enfermedad ajena. El enfermero/a cuida a una persona que sufre una alteración en su organismo, lo que conlleva al sufrimiento, entonces cuando interioriza esa enfermedad o ese mal ajeno, estar practicando la virtud de la compasión.

Competencia: Roach, la define como el estado en el que se posee conocimientos, capacidad de raciocinio, energía, habilidades, motivación y experiencias para responder de forma adecuada las demandas de las responsabilidades profesionales. La compasión, imprescindible en la relación de cuidar, precisa la competencia apropiada a las demandas del ser humano. Mientras que la competencia sin compasión puede ser brutal e inhumana, compasión sin competencia puede que no sea más que buenas intenciones, no va a producir daño, pero es una intrusión en la vida de una persona que necesita ayuda (4).

Confianza: para Roach, es una cualidad que fomenta relaciones confiadas. No es posible imaginar la consecución de unos objetivos sin al mismo tiempo asumir que la relación no se efectúe en una condición de veracidad y mutuo respeto. La confianza es recíproca, las dos partes de la relación necesitan sentirse seguras, pero cuando una de las partes es un profesional, entonces la otra persona necesita experimentar que será respetado. Esto va a depender en gran porcentaje del grado de honestidad que tiene el profesional (4). La autora considera que actualmente la característica de confianza presenta ciertas dificultades en al momento de ser cumplida. En gran parte de las instituciones gobierna la desconfianza por el mal uso de la información. En una relación de confianza no puede haber ni la coacción, ni la manipulación, ni actitudes paternalistas que anulen la autonomía de las personas.

Conciencia: esta terminología se define como un estado de la conciencia moral, es una brújula que va a orientar nuestra conducta en base al estado moral de las cosas. Es una instancia importante para el individuo, pertenece a su dimensión interior y tiene un valor integrador. A la conciencia la entiende como una virtud mas no, como un atributo de la interioridad humana, significa reflexión, prudencia, cautela, reflexión y conocimiento de algo. Entonces si el cuidar ese substancialmente vulnerable, la conciencia por lo tanto es la que va a permitir actuar de acuerdo a la conducta: la buena, la creativa y compasiva según la forma de relacionarse. Quizás esta característica sea la más espiritual de todas y a la que debemos prestarle mayor atención (4).

Compromiso: es una respuesta de afecto, compleja y caracterizada por la convergencia entre nuestros deseos, obligaciones y la elección deliberada de actuar de acuerdo con ellos. Si ponemos en un orden las características de Roach, esta característica debería situarse en el último lugar ya que el compromiso de algún modo u otro confirma las anteriores características. El compromiso por otra parte también ha sido descrito como devoción, fidelidad y lealtad (4).

2.1.5 Principios éticos y valores morales de la enfermería

El personal de enfermería en el área hospitalaria, en el área comunitaria o alguna otra área que se desempeñe, requiere atender a los pacientes con principios éticos y morales, no con esto nos vamos a involucrar en la vida personal del usuario, sino más bien buscar la racionalidad de lo que conceptualiza la búsqueda de una calidad de vida digna del usuario.

2.1.5.1 Principios éticos de enfermería

Los profesionales de enfermería establecerán su proceso de razonamiento y conducta en cinco principios éticos universales, cumpliendo los deberes y obligaciones que requiere el cuidado y la profesión en forma integral.

Principio de respeto: va a permitir valorar las opiniones, sentimientos, individualidad y el carácter único de la persona familia y comunidad fomentando de esta forma la autoestima y autoimagen.

Principio de beneficencia: dirigida a defender la vida, hacer y promover el bien entre el personal de enfermería, los usuarios, la familia y la comunidad.

Principio de objetividad: establece en actuar con imparcialidad, honestidad, justicia y libre de conflicto interés en la atención del usuario, familia y comunidad.

Principio de integridad: actitud fundamentada en realizar responsabilidades con moralidad, basándose a las reglas o normas morales.

Principio de no maleficencia: incentiva la actitud a evitar realizar acciones que provoquen daño al usuario, familia o comunidad (1).

2.1.5.2 Valores morales de enfermería

Los enfermeros/as deben poseer valores morales derivados de los principios éticos, con la finalidad de brindar cuidados de calidad, calidez y libre de riesgo, esencia del ejercicio de la profesión, dentro de los valores más resaltantes tenemos:

Justicia: brindar por igual a cada persona según sus derechos, sin distinción por la clase social, económica o pro sus cualidades personales.

Responsabilidad: capacidad de responder con calidad, ofrecer respuestas y explicaciones a otras personas, cumplir con lo debido, está estrechamente relacionada con la autonomía y la autoridad.

Bondad: darse sin temor a verse defraudado, transmite el aliento y entusiasmo necesario a quienes lo rodean. Es un aspecto espiritual relacionado con el perfeccionamiento continuo de la persona.

Veracidad: el profesional de enfermería deberá incluir en sus acciones la coherencia entre el pensar, sentir y actuar; sostener siempre la verdad (1).

2.1.6 Plan de cuidados NANDA NIC NOC en infección de vías urinarias

DIAGNOSTICO N° 1

Retención urinaria (00023)

Definición. – Vaciado incompleto de la vejiga

Característica Definitoria

- ✓ Disuria
- ✓ Incontinencia por rebosamiento
- ✓ Sensación de repleción vesical
- ✓ Distención vesical
- ✓ Poliuria
- ✓ Polaquiuria

Factores Relacionados: Infección de las vías urinarias

RESULTADO (NOC) (0503)

- ✓ Eliminación urinaria
- ✓ Severidad de los síntomas

INTERVENCIÓN (NIC)

Cuidados de la retención urinaria (0620)

Definición. - Ayudar a disminuir la distención de la vejiga

Actividades:

- ✓ Realizar una evaluación exhaustiva urinaria.
- ✓ Enseñar al paciente en su casa a utilizar el poder de la sugestión haciendo correr agua o tirando de la cadena del aseo.
- ✓ Estimular el reflejo de la vejiga aplicando frío en el abdomen, frotando la parte inferior del muslo o haciendo correr agua.
- ✓ Utilizar una técnica de eliminación doble.
- ✓ Insertar un catéter urinario.
- ✓ Extracción de la orina residual por sonda vesical.
- ✓ Enseñar a la familia el registro periódicamente la ingesta y producción de orina.
- ✓ Vigilar el grado de distención pélvica.

DIAGNÓSTICO N° 2

Deterioro de la eliminación urinaria (00016)

Definición. - disfunción en la eliminación urinaria.

Característica definitoria

- ✓ Disuria
- ✓ Nicturia

✓ Retención urinaria

✓ Frecuencia urinaria

Factores relacionados: infección del tracto urinario

RESULTADOS (NOC) (0503)

Eliminación urinaria

INTERVENCIÓN (NIC)

Manejo de la eliminación urinaria (0590)

Definición. - mantenimiento de un esquema de eliminación urinaria

Actividades:

✓ Observar si hay signos y síntomas de retención urinaria.

✓ Explicar al paciente los signos y síntomas de infección del tracto urinario

✓ Indicar que acuda al médico si se produce signos de infección de tracto urinario.

✓ Enseñar al paciente a beber agua un cuarto de líquidos, entre las comidas y el anochecer.

DIAGNÓSTICO N° 3

Dolor (00132)

Definición. - experiencia sensitiva y emocional desagradable ocasionada por una lesión tisular real o potencial o descrito en tales términos.

Característica definitoria

Informe verbal del dolor

Factores relaciones: agentes lesivos biológicos

RESULTADOS (NOC) (1605)

Control del dolor

INTERVENCIONES (NIC)

Manejo del dolor (1400)

Definición. - alivio o disminución del dolor a un nivel de tolerancia que sea aceptable para el paciente

Actividades:

- ✓ Realizar una valoración exhaustiva del dolor que incluya la localización, característica, frecuencia aparición/duración, intensidad o severidad del dolor.
- ✓ Observar claves no verbales de molestia.
- ✓ Explorar el conocimiento y las creencias del paciente sobre el dolor.
- ✓ Explorar con el paciente los factores que empeoran el dolor.
- ✓ Ayudar al paciente y a la familia proporcionándole apoyo.
- ✓ Enseñar método farmacológico del alivio del dolor.

2.2 Infección de vías urinarias

2.2.1 Definición

Según Lifdhitz y otros autores, una infección de vías urinarias (IVU) es el ataque de una bacteria a cualquier órgano de las vías urinarias (riñón, uréteres, vejiga o uretra), la presencia de una bacteria en cualquiera de estos órganos ocasiona un proceso inflamatorio; una ivu no complicada es la que se va a presentar como una cistitis o pielonefritis ambas aguadas, estarán en personas previamente sanas y sin alteraciones anatómicas o funcionales del aparato urinario; si hablamos de proporciones mujer/hombre es de 8/1 (30).

La infección urinaria se caracteriza por la invasión, multiplicación y colonización de agentes bacterianos en el tracto urinario, que por lo general provienen de la flora intestinal o de la región perineal, ascienden por la uretra alcanzando la vejiga afectando a los uréteres y riñones (5). La gran mayoría de estas infecciones son sintomáticas agudas, se presentan en mujeres entre los 20 y 50 años de edad. Algunas condiciones como la existencia de malformaciones congénitas del aparato urinario, la instrumentación de las vías urinarias, diabetes, trastornos de la estática pélvica, problemas obstructivos y el embarazo van a incrementar la incidencia de estas infecciones (31). En un concepto general es la existencia de gérmenes patógenos en la orina por infección de la uretra, la vejiga, el riñón o la próstata. Los síntomas que acompañan a una infección de orina son los que componen el síndrome miccional, teniendo en cuenta que las infecciones de orina también pueden ser asintomáticas (32).

2.2.2 Fisiopatología

El tracto urinario de una persona es estéril, el flujo de la orina y demás sustancias antibacterianas secretadas por el organismo lo protegen de infección de microorganismos patógenos, que pueden llegar por dos vías: una que es la vía hematógena y la otra es la ascendente retrógrada. Aunque en la mayor parte de los casos estas infecciones urinarias son causadas por vía ascendente a partir de la entrada de bacterias presentes en el tracto intestinal y que han contaminado la zona perianal, de esta zona asciende retrógradamente contaminando la uretra, iniciándose así el proceso infeccioso con el crecimiento de cepas de bacterias, la más común es la Escherichia coli que se desplazan a la vejiga y riñón. Las bacterias uropatógenas tienen la capacidad para adherirse a las células uropiteliales; la adherencia de las bacterias induce exfoliación (desprendimiento celular), y en algunos casos se replican, esto le da la ventaja de sobrevivir, evitando que sean detectadas y eliminadas por los mecanismos de defensa inmunes al huésped (33).

2.2.3 Epidemiología

En base a datos de la Organización Mundial de la Salud (OMS), se estima que al año ocurren 150 millones de casos de IVU, las mujeres jóvenes son comúnmente afectadas, con una frecuencia estimada de 0,5 a 0,7 infecciones por año. Son más propensas a contraer este tipo de infecciones por tener la uretra más corta, con la actividad sexual aumenta su posibilidad de contaminación bacteriana y con el embarazo se alteran las hormonas lo que modifica la flora vaginal habitual favoreciendo el desarrollo de las IVU (34).

En Estados Unidos durante el año 2013, las infecciones de vías urinarias, fueron una de las primeras cusas de morbilidad en los establecimientos de salud, colocando a la E. coli, como el principal agente causal con más del 90% de este tipo de infecciones, luego también están otros generos como Klebsiella, Proteus y Staphylococcus. Se calcula que cada año se llegan a dar unos 250000 casos, con mayor frecuencia en mujeres de 18 a 49 años, con una incidencia de 28 casos por cada 10000, de los que el 7% necesita hospitalización (34).

En el año 2016 en Ecuador, las infecciones de vías urinarias fueron la cuarta causa de morbilidad ambulatoria con más de 600 mil casos reportados ocupando más del 5% de todas las morbilidades, en Manabí es la segunda causa de morbilidad ambulatoria por debajo de atenciones por rinofaringitis aguda, se reportaron más de 100 mil casos y su incidencia fue sumamente mayor en mujeres (21).

2.2.4 Factores de riesgo

Entre los principales factores por los cuales se puede producir una infección de vías urinarias se encuentra:

Edad: las mujeres en edades fértiles después de los 20 años, son las más propensas a desarrollar una infección de vías urinarias y dentro de las 48 posteriores a una relación sexual con penetración vaginal, ya que las bacterias cerca de la vagina pueden entrar en la uretra debido al contacto con el pene los dedos o algunos aparatos (34).

Frecuencia de actividad sexual y métodos anticonceptivos: las infecciones de vías urinarias también tienden a ocurrir en mujeres que comienzan a tener relaciones sexuales o por lo general las que tienen con mayor frecuencia, cuando la frecuencia es acentuada de coitos (más de 3 veces por semana), aumenta la concentración de bacterias en la orina y por ende la posibilidad de una infección, la mujer sexualmente inactiva tendrá menos riego de una ivu. El uso de espermicidas diafragmas también pueden causar infecciones de las vías urinarias más a menudo (32).

Nivel Educativo: el nivel de educación puede ser un factor, debido al impedimento para comprender la importancia que tiene para su salud los controles médicos, seguir el tratamiento y los cuidados personales que deben continuar en sus hogares, además de cómo va a poder prevenir estas infecciones (5).

Ocupación: se puede decir que la ocupación también está relacionada a las infecciones de vías urinarias, dado que en base a su ocupación se comprobara el tiempo que le dedica al autocuidado, y que este puede ser menor cuando permanece fuera del hogar y el período de exposición puede ser mayor (limitantes para evacuar vejiga urinaria) cuando se labora fuera del hogar (5).

Procedencia: cuando una paciente proviene de un área rural con escasas condiciones de salubridad, se le facilita a desarrollar con facilidad procesos infecciosos urinarios más frecuentes que aquellas mujeres que habitan en áreas urbanas dotadas de las condiciones básicas necesarias en cuanto a servicios sanitarios (5). Embarazo: durante este proceso de gestación el útero aumenta de tamaño y comprime la vejiga y los uréteres obstruyendo el flujo de orina, lo que aumenta el riesgo de una infección de vías urinarias (34).

Diabetes: cualquier enfermedad que inhiba el sistema inmunológico, tal como la diabetes, suele relacionarse con la existencia de neuropatía diabética que condiciona un mal vaciamiento vesical y aumenta el riesgo de padecer una infección urinaria (34). Menopausia: también aumenta el riesgo de contraer infecciones de vías urinarias debido a que, durante esta etapa, se disminuye le nivel de estrógeno y esta reducción produciría cambios atróficos en los recubrimientos mucosos vaginales, los músculos de la vejiga también se tornan menos elásticos, lo que hace que la vejiga no se vacíe completamente, desaparecen los lactobacilos, se incrementa el ph vaginal y subsecuente van a colonizar por bacterias uropatógenas generando la infección (32).

Higiene genital: aquí hay varios malos hábitos de higiene genital, entre los que están destaca el higiene de atrás hacia delante, provocando que las bacterias se desplacen desde el área perianal hacia la vagina y uretra (34). Ingesta de alcohol: las bebidas alcohólicas son un factor de riesgo que predispone e intensifica los síntomas urinarios de llenado, vaciado y condicionan en la mucosa vesical un substrato inflamatorio que disminuye la defensa tisular retrovesical, lo que hace que se agraven los cuadros clínicos generando las infecciones (34). Ingesta insuficiente de agua o líquidos: beber menos de 8 vasos de agua diarios, hace que se reduzca la cantidad de orina, por lo que no se limpia la uretra y hace que proliferen mayor cantidad de gérmenes (34).

2.2.5 Agentes Causales

La mayor parte de las infecciones urinarias se deben a microorganismos gram negativos que habitan el intestino grueso en forma habitual. La Escherichia coli o cocobacilo es el germen más habitual en los urocultivos de las pacientes afectadas por una infección de vías urinarias extra hospitalaria, con mucha frecuencia se encuentran proteus y klebsiella, ya menos frecuentes son el enterobacter, enterococo y estreptococo del grupo B. La responsabilidad del estreptococo ha sido cuestionada pues su presencia en los urocultivos podría traducir la contaminación de la muestra de orina por un germen vaginal, pero parece ser que si podría ser el responsable directo de algunas infecciones urinarias (5).

La Escherichia coli, es el patógeno oportunista aislado con más frecuencia de infecciones de tracto urinario, forma parte de la familia enterobacteriaceae está integrada por bacilo gram negativos no espirulados, móviles con flagelos peritricos o inmovikes, en resumen, se trata de bacterias de rápido crecimiento y amplia distribución en el suelo, agua, vegetales y gran variedad de animales. Para llegar al árbol urinario debe ser transportada por la circulación desde algún foco infeccioso distante; a esta infección se le denomina por vía descendente. Cuando los gérmenes llegan a la vejiga directamente a través de la uretra, la infección se ha producido por vía ascendente (5).

Las infecciones de vías urinarias son generalmente ascendentes causadas por cepas presentes en la flora normal intestinal que presentan factores de virulencias que les permiten invadir, colonizar y dañar el tracto urinario provocando bacteriuria asintomática, cistitis o pielonefritis. Otras evidencias sugieren que solo se produce infección urinaria cuando existen factores predisponentes, aunque estos pasen desapercibidos (5).

Proteus mirabilis: es una bacteria gram negativa, facultativamente anaeróbico, muestra aglutinación, motilidad y actividad ureasa. Causa el 90% de todas las infecciones de Proteus. Es motil, posee flagelo peritricoso y también se lo conoce perfectamente por que tiene la habilidad de aglutinarse (5).

Klebsiella: dentro del género bacteriano, está implicada principalmente en infecciones nosocomiales. Es el agente causal de infecciones de tracto urinario, neumonías, sepsis, infecciones de tejidos blandos e infecciones de heridas quirúrgicas. Se encuentra especialmente susceptibles en unidades de cuidados intensivos, neonatos y pacientes con enfermedad pulmonar crónica (35).

Staphylococcus saprophyticus: es un coco gram positivo, coagulasa negativa, es cusa frecuente de infecciones del tracto urinario en mujeres jóvenes y uretritis en varones. Durante el coito puede haber un arrastre de bacterias de la vagina al tejido urinario, por lo que después del coito es recomendable orinar. Además, es un importante agente causal de infecciones agudas del tracto urinario en mujeres ambulatorias en edad sexual activa y está considerado como el segundo agente más frecuente de cistitis después de la Escherichia coli en esta población (5).

Enterobacter: bacteria gram negativa de la familia de las enterobacteriaceae, muchas de estas bacterias son patógenas y causa de infección oportunista, otras son descomponedores que viven en la materia orgánica muerta o viven en el ser humano como parte de una población microbiana normal. Algunas enterobacterias causan por lo general infección del tracto urinario y del respiratorio (5).

2.2.6 Signos y síntomas

En la cistitis es necesario la presencia de síntomas urinarios como:

a) "Polaquiuria
b) Urgencia Miccional
c) Disuria" (36)

En pacientes que cursan por una pielonefritis los síntomas son:

a) "Fiebre
b) Escalofrío
c) Nauseas
d) Vómito
e) Inflamación generalizada
f) Sepsis" (36)

Al igual que existen infecciones de orina asintomáticas, las infecciones vías urinarias no siempre causan signos y síntomas, pero cuando lo hacen estos pueden comprender: polaquiuria, estranguria, disuria, color turbio de la orina, hematuria, hipertermia, dolor lumbar, suprapúbico, disminución del chorro miccional y la incontinencia de la micción o poder aguantar el deseo de orinar (34).

2.2.7 Formas de presentación clínica

2.2.7.1 Bacteriuria asintomática

Según el ministerio de salud pública, se define como la presencia de bacterias en orina detectadas por urocultivo (más de 100.000 unidades formadoras de colonias/ml), sin síntomas típicos de infección aguada del tracto urinario (7). La bacteriuria asintomática (BA) se entiende como la presencia de bacteriuria significativa más de 100.000 bacterias/ml de orina en dos muestras consecutivas en ausencia de síntomas clínicos o, lo que es lo mismo, bacteriuria significativa detectada por examen de orina de población aparentemente sana (37).

La detección y tratamiento de la BA estaría indicada en aquellos casos en los que esta se asocia a efectos adversos a corto o largo plazo, potencialmente evitables con tratamiento antibiótico, como contrapartida, el tratamiento de forma indiscriminada de todas las BA puede asociarse a efectos indeseables como aparición de resistencias, además del coste económico que esto supondría. La prevalencia varía según la edad, el sexo y la presencia o no de anomalías genitourinarias. En la mujer sana la detección de BA aumenta desde el 1% en niñas de edad escolar, hasta el 20% en mujeres mayores de 80 años, además otros factores que se correlacionan con la prevalencia de BA son la actividad sexual, la diabetes mellitus y el embarazo. En pacientes con sonda urinaria la adquisición de BA se establece entre el 2 al 7% por día, en cuanto a los pacientes con sondaje permanente, la prevalencia es del 100% (38).

Diagnostico

Se realiza el diagnóstico de bacteriuria asintomática cuando se cultivan más de 100.000 unidades formadoras de colonia por mililitro-UFC/ml; de un solo agente uropatógeno, en dos muestras consecutivas de la primera orina de la mañana, bajo las condiciones de asepsia, tomadas de la mitad del chorro miccional en mujeres sin sintomatología urinaria. Una vez en el laboratorio, se requieren 24 horas de incubación después de la primera siembra para obtener el crecimiento bacteriano y otras 24 horas para la identificación del microorganismo y de su susceptibilidad a los antibióticos. La identificación de dos o más bacterias diferentes en un cultivo o la aparición de agentes como el propinibacterium o los lactobacilos, generalmente indican contaminación (5).

2.2.7.2 Cistitis

Es la infección de bacteriana del tracto urinario bajo que se acompaña de los siguientes síntomas: urgencia, frecuencia, disuria, piúria y hematuria; sin evidencia de afección sistémica (7). La cistitis engloba todos los procesos que tienen en común la presencia de microorganismos en la orina, pero que no afectan al parénquima renal. Son infecciones provocadas frecuentemente por bacterias intestinales que desde el ano llegan a la uretra y desde allí a la vejiga, por lo general presenta disuria, polaquiuria, micción urgente, algunos pacientes pueden manifestar tenesmo o dolor suprapúbico que aumenta con la micción y hematuria, la fiebre y otras manifestaciones sistémicas son raras (39).

Síndrome miccional: no es exclusivo de la infección urinaria y puede observarse en cistitis de causa no infecciosa. Alrededor del 40-50% de las mujeres con cistitis presentan hematuria, hecho que no se considera predictivo de infección de vías urinarias complicada. Pero si tiene síntomas relacionados con el aparato excretor urinario, caracterizado por uno o varios de estos sistemas (5).

Polaquiuria y disuria: la polaquiuria está caracterizada por el aumento del número de micciones durante el día, que suelen de ser de escasa cantidad y que refleja una irritación o inflamación del tracto urinario. La disuria consiste en la emisión de orina con molestias o dolor, puede aparecer al comienzo de emisión urinaria, durante todo el proceso miccional y al final de micción (5).

Tenesmo vesical y hematuria: el tenesmo es la sensación de no haber evacuado totalmente, persistiendo las molestias anteriormente mencionado. Se hace referencia a la hematuria como la presencia de sangre en la orina y específicamente a la presencia de 3 o más hematíes en un sedimento urinario (40).

Diagnóstico

En mujeres sin otra patología, el diagnostico puede realizarse sobre la base de los datos clínicos (no se requiere solicitar urocultivo para iniciar el tratamiento). Los datos clínicos de cistitis y del examen en general de orina (disuria, polaquiuria, urgencia urinaria, así como piúria y hematuria en ausencia de síntomas vaginales) sin evidencia de enfermedad sistémica, tiene una sensibilidad alta (70% a 80%) para el diagnóstico de cistitis (7).

2.2.7.3 Pielonefritis aguda

Se define como la inflamación de parénquima y el sistema colector secundario a proceso infecciosos, que se corrobora con un urocultivo al menos 10.000 unidades formadoras de colonia (UFC) por mm sumándole síntomas compatibles con el diagnóstico. Se clasifica como no complicada cuando la infección es causada por un patógeno típico en personas inmunocompetentes con anatomía y función renal normal. En cambio, en la pielonefritis aguda complicada si existen factores que incrementan la susceptibilidad o disminuyan la respuesta a la infección, como anomalías anatómicas, litiasis renal, urinaria, uretral o en personas con catéteres de nefrostomía, inmunocomprometidos o mujeres embarazadas (41). Síndrome clínico caracterizado por dolor lumbar, hipertermia, nauseas presumiblemente debido a la invasión bacteriana del parénquima renal. Aparece con frecuencia como resultado de una infección del tracto urinario particularmente en presencia de reflujo urinario ocasional o persistente de la vejiga hacia los uréteres o la pelvis renal (39).

Diagnostico

Se debe considerar la posibilidad de pielonefritis aguda en pacientes con signos y síntomas de infección de vías urinarias que presenten fiebre, náuseas, vómitos, dolor lumbar e hiperestesia en el ángulo costovertebral. En el diagnostico por laboratorio no se recomienda la sospecha diagnostica de infección de vías urinarias basada sólo en la apariencia de la orina, ya que ésta tiene un gran error interobservador. Se recomienda también no utilizar tiras reactivas para establecer el diagnostico; éstas solo se deben utilizar para diagnosticar bacteriuria en mujeres con pocos síntomas y signos de infección en vías urinarias. Se va a proceder a la toma de urocultivo con técnica de chorro medio y como punto de corte 100.000 UFC/ml para diagnóstico de bacteriuria en pacientes con clínica de pielonefritis aguda (41).

Existe piúria por lo general acompañada de micro hematuria y la prueba de nitritos puede o no ser positiva. En el hemograma de pacientes con pielonefritis aguda es frecuente el hallazgo de anemia leve, con leucocitosis marcada. Existe aumento de la velocidad de sedimentación eritrocitaria y en los casos graves pueden observarse granulaciones tóxicas en el interior de los leucocitos. También puede presentarse una elevación notoria de la proteína C reactiva y de los demás reactantes de fase aguda. Si al cabo de 48 a 72 horas de haber instituido una terapia antibiótica adecuada, la paciente sigue febril o sintomática deberá pensarse en una complicación de la enfermedad, por lo tanto, se solicitará una ecografía renal para descartar abscesos perinefríticos, si la ecografía renal es negativa debe pensarse en resistencia del germen al antibiótico utilizado (5)

2.2.7.4 Pielonefritis crónica

Se trata de una infección de vías urinarias más grave que la forma aguda. La pielonefritis crónica ocurre de forma mucho más frecuente cuando existe el llamado reflujo besico-uretral, debido a anomalías estructurales congénitas que impiden el vaciado normal de los túbulos colectores renales. Las complicaciones más temibles son el daño de los túbulos renales que puede progresar a una insuficiencia renal crónica (42). La pielonefritis crónica es una de las enfermedades más graves del riñón, que evoluciona de una manera lenta, a menudo clínicamente o poco aparente. En el transcurso de varios años, la pielonefritis crónica produce lesiones renales lo suficiente importantes para provocar trastornos graves de la función renal o una hipertensión arterial. Estas lesiones, una vez aparecidas, son irreversibles; de aquí la importancia del diagnóstico precoz de la pielonefritis crónica (43).

Es la presencia de inflamación y fibrosis del parénquima renal, con deformidades del sistema pielocalicial. Los síntomas de la pielonefritis crónica pueden ser los propios de la insuficiencia renal, o pasar totalmente desapercibidos. Una complicación frecuente de la pielonefritis crónica, que puede lesionar aún más el riñón, es la pielonefritis aguda. En algunos casos, la mejor opción es el aborto terapéutico, ya que la afectación renal grave o los episodios sobreañadidos pueden ser muy peligrosos. Este tipo de pacientes rara vez tiene proteinurias muy significativas, pero a menudo presentan evidencia de disfunción tubular, acidosis, hiperkalemia, hipokalemia, perdidas de sodio exageradas, con discretas disminuciones en la filtración glomerular (5).

2.2.8 Técnicas de diagnóstico

Uro análisis

Para un buen diagnóstico en primera instancia es necesario recoger una muestra de orina de preferencia en la mañana luego de al menos 4 horas de descanso y antes del desayuno. Luego deber ser llevada de forma inmediata al laboratorio el cual tiene la obligación de realizar el estudio requerido dentro de las primeras horas. (44). El procedimiento correcto para la recolección de la muestra comienza solicitándole al paciente que proporcione una muestra limpia de orina, debe ser la primera orina de la mañana, previamente se realiza el lavado del área genital, con agua y se procederá a tomar la muestra de orina "a medio flujo" en un recipiente estéril, sin tocar la región genital (34). Una muestra de orina puede estar sometida a varios análisis entre los que destacan:

Examen físico

Aspecto: es considerado como normal un aspecto transparente, pero es aceptado hasta un aspecto ligeramente turbio ya que este puede ser debido a contaminaciones. El aspecto de orina turbia ya es considerado como anormal, esto puede ser debido a presencia de leucocitos, glóbulos rojos, bacterias, cristales, etc. También puede estar relacionado con piúria, en infecciones masivas bacterianas o por hongos (recuento microbiano mayor a 107/ml). El aspecto puede varias por la presencia de fosfatos o sales de ácido úrico y del ácido oxálico o bien por la presencia de pus. El color normalmente amarillo con tonalidad más o menos intensa por la presencia de urobilinogeno (pigmento urinario) puede cambiar en algunos trastornos patológicos, volviéndose, más rosado (color carne), como en los casos de hematuria, o más oscuros en los casos graves de ictericia (34).

Densidad: esta varía en razón directa a la cantidad de sólidos, principalmente cloruros, urea, sulfato, la densidad normal va de 1.015 – 1.025.

pH: es el reflejo de la acidez de la orina. El pH normal va de 5.5 - 6.5, el pH proporciona datos sobre la eficiencia de los sistemas tampón del organismo, dedicados al mantenimiento de valores constantes en el pH de las soluciones intra y extracelulares; es por lo común ligeramente ácido por la presencia de ácido úrico, puede resultar más alto en caso de insuficiencia renal, en caso de diabetes. Valores de pH mayores o iguales a 7 pueden indicar la presencia de bacterias que alcalinizan la orina (5).

Examen químico

El examen químico contempla el estudio cualitativo, semicuantitativo o cuantitativo de algunas sustancias que pueden estar presentes en una muestra de orina y cuya presencia a niveles elevados es indicador de alguna patología. Algunos de los parámetros que podemos encontrar aquí es la hemoglobina proteínas, glucosa, nitritos y más, los cuales se describirán a continuación:

Proteínas y Glucosa: se pueden encontrar varias clases de proteínas, pero la más importante es la albúmina. Hay proteinurias, es decir, presencia de proteínas en la orina, llamadas fisiológicas asociadas a fiebres, exposición al frío, stress emocional, ejercicio interno. La glucosa en condiciones normales se elimina por la orina en cantidades no detectables por los métodos usuales, cuando el nivel de glucosa sobrepasa el umbral renal (180 mg/dl) se detecta su presencia en una muestra de orina (5).

Hemoglobina y Nitritos: la hemoglobina es una proteína que no se debe encontrar en orinas normales, su presencia puede ser causada por procesos hemolíticos, agentes tóxicos, accidentes transfusionales, quemaduras, etc. La presencia de hemoglobina y proteínas ambas altas indican que hay un daño glomerular. Los nitritos se informan como positivo o negativo. En caso de positivo puede corresponder a presencia de bacterias ya sea por una patología urinaria del paciente o por contaminación de la muestra por exceso de calor, transporte o almacenamiento inadecuado (5).

Leucocitos: son los glóbulos blancos, nuestras células de defensa, la presencia de leucocitos en la orina suele indicar que hay inflamación en las vías urinarias, en general sugiere infección urinaria, los valores normales están por debajo de las 10.000 células por ml o 5 células por campo (34). También se pueden dar resultados falsos negativos en pacientes que consumen cefalexina, nitrofurantoina, gentamicina y ácido oxálico o especialmente en tomadores de té helado.

Sedimento

El examen microscópico del sedimento urinario no solo evidencia una enfermedad renal, sino también indica la clase de lesión presente. En este estudio se observa la presencia de: leucocitos, hematíes o eritrocitos. El examen microscópico es una parte indispensable del uroanálisis, la identificación de cilindros, de células, de cristales y de microrganismos ayuda a dirigir el diagnostico en una variedad de condiciones. Un sedimento alterado, junto con una clínica específica, nos ayudará a considerar con bastante exactitud el diagnóstico de infección de vías urinarias. También se considerará piúria la presencia de 5 o más leucocitos por campo (5).

Bacteriuria

Valor de referencia: negativo. - los estafilococos, los estreptococos y los gram negativos se pueden diferenciar por sus características en el campo de alto poder de acuerdo a su forma, pero así mismo su significado clínico está marcado de la siguiente forma de reporte:

a) +: Escasa o poca
b) ++: Baja cantidad
c) +++: Mediana cantidad
d) ++++: abundante o infección de gran cantidad

A partir de 3 cruces de Bacterias en el sedimento urinario se lo debe asociar directamente con la presencia de leucocitos y piocitos para dar paso a un diagnóstico de infección ya que ciertas veces existen casos especiales en donde encontraremos 3 o 4 cruces de bacterias y menos de 1º leucocitos por campo microscópico. En las mujeres con cinco o más bacterias por campo de alto poder reflejan 100.000 o más unidades formadoras de colonias por mililitro, criterio diagnostico clásico de bacteriuria asintomática y muy compatible con una infección del tracto urinario por lo que debe considerar el inicio del tratamiento antibiótico (5).

2.2.8.1 Valores normales del examen de orina

- ✓ Color: amarillo cítrico
- ✓ Densidad: normal, varía entre 1005 y 1030
- ✓ PH: 5,0 (normal varía entre 5,5 a 7,5)
- ✓ Glucosa: ausente
- ✓ Proteínas: ausente
- ✓ Cetona: ausente
- ✓ Bilirrubina: ausente
- ✓ Hemoglobina: ausente
- ✓ Nitrito: negativo
- ✓ Células epiteliales: algunas
- ✓ Leucocitos: 5 por campo
- ✓ Hematíes: 3 por campo
- ✓ Moco: ausente
- ✓ Bacterias: ausente (45)

2.2.9 Tratamiento de la infección de vías urinarias

El tratamiento de las infecciones de vías urinarias puede llevarse a cabo ambulatoriamente en los casos de bacteriuria asintomática o cuando la infección se limita a la vejiga. La elección del antibiótico debe hacerse asumiendo que el agente causal es la Escherichia coli, lo cual sucede en la mayoría de los casos. Cuando se cuente con los informes del cultivo y antibiograma, puede sustituirse el antibiótico, si es necesario, por otro más adecuado. Las infecciones por E. coli responden sobre todo a las sulfonamidas, la nitrofurantoína y la ampicilina (46).

En el manejo hospitalario la enfermera tendrá que actuar:

- ✓ Recomendar reposo relativo según estado general.
- ✓ Dieta blanda más líquidos abundantes
- ✓ Control de ingesta y excreta
- ✓ Bajar la temperatura por medios físicos o acetaminofén 1g, vía oral si presenta temperaturas mayores a 38.5°C

✓ Curva térmica

✓ Control de signos vitales

✓ Manejo del dolor

✓ Líquidos intravenosos: solución salina 0.9% 1000cc intravenoso, 125 cc/hora, según hidratación (7).

Otras recomendaciones generales en cuanto a la antibioticoterapia:

✓ La bacteriuria asintomática solo requiere tratamiento hospitalario en mujeres embarazadas y pacientes que van a ser sometidos a instrumentación urológica.

✓ En las infecciones de vías urinarias no complicadas, el tratamiento inicial puede ser empírico y basado siempre en la sensibilidad local

✓ El tratamiento antimicrobiano debe, en la medida posible ser elegido de acuerdo con el resultado del urocultivo con antibiograma, el cual deberá tomarse antes de iniciar algún antimicrobiano.

✓ Las infecciones urinarias no complicadas pueden manejarse de manera ambulatoria.

✓ El manejo antimicrobiano parenteral de los pacientes con IVU complicada es de 3 a 7 días, de acuerdo con la ausencia de fiebre y remisión de leucocitosis, para continuar su tratamiento ambulatorio y completar esquema por vía oral.

✓ Los pacientes con IVU complicada deben recibir antimicrobianos por lo menos 14 días; los pacientes con recaída de 4 a 6 semanas y los pacientes con infecciones prostáticas por lo menos 6 semanas.

✓ El urocultivo debe repetirse a la semana y nuevamente entre 4 y 6 semanas posteriores al término del tratamiento, con el fin de detectar persistencia o reinfección (30).

2.2.9.1 Esquema de Tratamiento

Tratamiento antibiótico en bacteriuria asintomática o cistitis

La antibioticoterapia inicial, por 72 horas, inicio previo toma de muestra para urocultivo, con uno de los siguientes antibióticos:

✓ Cefalexina 250 – 500 mg VO c/6 horas.

✓ Ampicilina 250 – 500 mg VO c/6 horas.

- ✓ Eritromicina 250 – 500 mg VO c/6 horas.
- ✓ Amoxicilina 500 mg VO cada 8 horas.
- ✓ Nitrofurantoina 50 – 100mg c/6 horas.
- ✓ Fosfomicina 3g. VO dosis única.
- ✓ Ampicilina Sulbactam 375 mg VO cada 12 horas.
- ✓ Amoxicilina/clavulánico 250 mg VO cada 6 horas.
- ✓ Trimetoprim – sulfametoxazol 160/80omg, dos veces al día.

Con el resultado del urocultivo y antibiograma valores la continuidad o el cambio apropiado de antibiótico para completar mínimo 7 días de tratamiento. Se tendrá seguimiento con cultivo de orina a las dos semanas del episodio agudo y cada mes (para ver recurrencia); si el urocultivo arroja positivo dar tratamiento en base a antibiograma (47).

Tratamiento antibiótico en pielonefritis

La antibioticoterapia inicial por 72 horas, inicio previa toma de muestra para urocultivo. Con el resultado del urocultivo y antibiograma valore la continuidad o el cambio apropiado de antibiótico para completar 7 días de tratamiento.

- ✓ Cefazolina 1 – 2g IV cada 6-8 horas.
- ✓ Gentamicina 2mg/kg dosis inicial IV luego 1.5 mg/kg IV cada 8 horas, o
- ✓ Gentamicina 5mg/kg IV cada día.
- ✓ Cefuroxima 0,75 – 1,5g IV cada 8 horas
- ✓ Ceftriaxona 1- 2g IV o IM cada día

Mantener el tratamiento intravenoso mientras persista la fiebre, si la sintomatología remite se puede hacer la conversión oral hospitalario y luego ambulatorio por 7 a 14 días (47).

Tratamiento en el embarazo

Toda embarazada debe realizarse de manera sistemática un urocultivo y tratarse en caso de bacteriuria significativa, sintomática o no (48) La detección y tratamiento son fundamentales durante la gestación, pues se asocia a prematuridad, bajo peso y elevado riesgo de progresión a pielonefritis aguda y sepsis. Se aconseja llevar a cabo un programa de cribado universal de bacteriuria asintomática en el embarazo entre las semanas 12 y 16 de gestación, cuando mayor es la prevalencia de ésta (49). El tratamiento tanto de la bacteriuria asintomática como de la cistitis aguda simple en la mujer embarazada, es similar al de la mujer con ITU no complicada, es decir, un ciclo corto de antibióticos (3-5 días). Sin embargo, existen dos diferencias:

- ✓ Durante todo el embarazo no se deben usar la quinolonas, mientras que las sulfonamidas deben evitarse cerca del parto por el riesgo de Kernicterus
- ✓ Tras detectarse una ITU debe realizarse controles posteriores de urocultivo durante todo el embarazo instaurando tratamiento o profilaxis cuando proceda.

En general, pueden considerarse fosfomicinas, penicilinas, cefalosporinas, nitrofurantoínas (no en caso de deficiencia de glucosa 6 fosfato deshidrogenasa y al final del embarazo), trimpetoprim (no en el primer trimestre) y sulfonamidas (no en el último trimestre) (50). En términos reducidos el tratamiento de una mujer en estado gestación no va a sufrir muchas modificaciones al tratamiento de una mujer que no lo está.

2.2.10 Complicaciones

Cuando los signos y síntomas de las infecciones de vías urinarias se tratan de una forma rápida y adecuada, va haber pocas probabilidades que existan complicaciones. Pero si una infección de vía urinaria se mantiene sin tratar, puede provocar consecuencias graves. Entre las complicaciones más frecuentes se encuentran:

- ✓ Infecciones recurrentes, en especial, en mujeres que sufren dos o más infecciones de las vías urinarias en un periodo de seis meses, cuatro o más en el año.
- ✓ Daño renal permanente debido a una infección renal aguda o crónica (Pielonefritis) provocada por una infección urinaria sin tratar.
- ✓ Riesgo elevado para las mujeres en estado de gestación de tener a su bebé con bajo peso al momento de nacer o prematuro.
- ✓ Spticemia, una complicación de las infecciones que puede poner en riesgo la vida, especialmente si la infección se extiende hacia arriba, más allá de las vías urinarias, hasta los riñones. (10)

Las infecciones de vías urinarias tienen un bajo índice de mortalidad. Las complicaciones locales más graves son la formación de abscesos, la necrosis papilar y la pielonefritis enfisematosa. La necrosis papilar es la infección de las pirámides renales en paciente con alteraciones vasculares u obstrucción, sobre todo diabéticos, alcohólicos y pacientes con drepanocitosis y arteriosclerosis. Se observa hematuria, fiebre, dolor lumbar o abdominal con oliguria y fracaso renal grave. Suele ser bilateral y presenta mal pronóstico. La pielonefritis enfisematosa se observa en pacientes diabéticos, con deterioro rápido y aparición de gas en la radiografía de abdomen o la TC, causado por E. coli y otras enterobacterias. Necesita tratamiento quirúrgico (51).

Otras complicaciones pueden ser:

Absceso renal corticomedular: puede ser simple o múltiple, generalmente complica una pielonefritis con presencia de reflujo pieloureteral o de obstrucción urinaria. Cursa como una IVU grave. La prueba de imagen de elección es el escáner. Una antibioticoterapia precoz puede conseguir la curación completa. Otra de las complicaciones es la Pionefrosis se suele derivar de la infección ascendente de una hidronefrosis, habitualmente asociada a litiasis. La Pionefrosis aguda cursa como una ITU grave. El tratamiento es una intervención quirúrgica. La pielonefritis gangrenosa es otra complicación, es una nefritis bacteriana multifocal que provoca necrosis y presencia de gas en el parénquima renal o en el espacio perirrenal. En el 95% de los casos ocurre en pacientes diabéticos con obstrucción urinaria, más comúnmente en mujeres. Clínicamente cursa como una ITU severa con manifestaciones de shock séptico, el tratamiento es un drenaje quirúrgico y antibióticos.

La pielonefritis crónica es causada por la infección crónica o recurrente del riñón. Se desarrolla casi exclusivamente en personas con anomalías en personas con anomalías anatómicas importantes del aparato urinario, tales como obstrucción urinaria, litiasis coraliforme, reflujo vesicoureteral. Es característica la cicatrización focal del parénquima renal, lo que se refleja en una superficie renal irregular con depresiones. El tratamiento se centra en la causa y en el control de la progresión de la ERC (52).

2.2.11 Prevención

El tratamiento preventivo se ha constituido hoy en día en una de las principales herramientas para el mantenimiento de la salud y el mejoramiento de las condiciones de vida de la población. Por lo que se debe seguir las siguientes pautas de autocuidado:

- ✓ Beber por lo menos 8 vasos de agua todos los días, ya que expulsa las bacterias a través de la orina
- ✓ Beber jugo de frutas cítricas (ácido ascórbico), para elevar el sistema inmunológico y mantienen bajas bacterias del organismo
- ✓ Aseo genital diario, con jabones de PH neutro
- ✓ No usar ropa interior, pantalones ajustados pues impiden la transpiración
- ✓ Orine cuando sienta necesidad, antes y después del coito.
- ✓ Limpie el área genital de adelante hacia atrás, para evitar que las bacterias ingresen a la vagina o la uretra
- ✓ Utilizar preservativos lubricados sin espermicida o un lubricante no espermicida
- ✓ Evitar el uso de duchas vaginales y aerosoles de higiene femenina irritantes
- ✓ Evitar el uso de tampones y protectores diarios
- ✓ Usar interiores de algodón o que tengan las entrepiernas de algodón, pues absorben la humedad (53).
- ✓ Al momento de limpiar los genitales debe hacerlo de la región vaginal a la región anal, no hacerlo de la región anal a la región vaginal porque es ahí que las bacterias del ano invaden la vagina ascendiendo hacia el tracto urinario.
- ✓ Evitar el uso de jabones fuertes, duchas, cremas antisépticas, polvos y sprays de higiene femenina.
- ✓ No consumir indiscriminadamente y sin atención medica antibióticos, ya que pueden afectar a la flora vaginal lo que permite la multiplicación de las bacterias que luego pasan a la vejiga.
- ✓ Evitar las bebidas alcohólicas debido a que le alcohol es un irritante de las vías urinarias de hombres y mujeres, debe evitarse durante una infección de la vejiga (5).

3. Diagnóstico o estudio de campo

3.1 Descripción de los instrumentos aplicados

La presente investigación tiene como variable dependiente a la infección de vías urinarias mientras que la pedagogía del cuidado es la variable independiente. La investigación es de tipo descriptiva-cuantitativa, será descriptiva debido a que mediante la obtención de información se describirá cada uno de los factores por los que las infecciones de vías urinarias se presentan frecuentemente en las mujeres y cuantitativa porque se trabajará con datos estadísticos reales, se aplicó encuestas a las usuarias para determinar en qué mujeres prevalece esta infección.

Los instrumentos utilizados en la investigación fueron la encuesta y la entrevista. La encuesta se la aplicó a mujeres entre 18 y 34 años de edad que asisten al centro de salud por presentar infección de vías urinarias, por su parte la entrevista fue aplicada al personal de enfermería, específicamente a la líder de enfermería del centro de salud de Rocafuerte. El procedimiento para la obtención de los datos comenzó informando a las autoridades del centro de salud de Rocafuerte sobre la investigación que se realizaría en ese sitio. Posteriormente se procedió a entregar el oficio respectivo aprobado por la coordinación de la carrera de enfermería de la Universidad Estatal del Sur de Manabí, al personal administrativo del Distrito 13d12, cuyo oficio especificaba el periodo de tiempo y actividades que se realizarían en el centro de salud. Una vez que se le dio el visto bueno se aplicaron las encuestas a las mujeres y se cumplió con la entrevista a la líder de las enfermeras.

La población de la investigación está conformada por 393 mujeres, las cuales presentaron infección de vías urinarias en el año 2018 y fueron atendidas en el centro de salud de Rocafuerte. La muestra se obtuvo filtrando datos de la plataforma de registro de atención en salud (PRAS), proporcionada por el área de estadística del centro de salud, esta corresponde a 90 mujeres entre 18 y 34 años de edad. Los criterios de inclusión mujeres en edad fértil de 18 a 34 años de edad diagnosticadas con infección de vías urinarias, no se consideraron criterios de exclusión debido a que se trabajó con toda la muestra.

4. Análisis de los datos

Después de haber obtenido los datos mediante la entrevista a la líder de enfermería y las encuestas a mujeres, esta información fue procesada y tabulada en una hoja de Microsoft Excel, para la presentación de los datos mediante las tablas y su análisis, con el propósito de determinar la importancia de la pedagogía del cuidado para la prevención de infecciones de vías urinarias en mujeres de 18 a 34 años de edad que asisten al centro de salud de Rocafuerte.

Tabla 1 Estado civil

Estado civil	Frecuencia	%
Soltera	22	24%
Casada	21	23%
Unión libre	47	52%
Otros	0	0%
Total	**90**	**100%**

Fuente: mujeres de 18 a 34 años de edad del centro de salud Rocafuerte
Elaborado por: Reyes Ronny.

De las 90 mujeres encuestadas se obtienen datos que arrojan que el mayor porcentaje de ellas (47 mujeres) se encuentran en un estado civil de unión libre, esto se puede relacionarse a un alto índice de promiscuidad debido a que tienden a evitar un compromiso de carácter legal y por ende cuando presentan problemas dentro de su hogar, pueden separarse y buscar otra pareja, si esto repercute a menudo el cambio constante de parejas sexuales es un indicador para provocar una infección de vías urinarias.

Tabla 2 Lugar de procedencia

Procedencia	Frecuencia	%
Urbano	39	43%
Rural	51	57%
Total	**90**	**100%**

Fuente: mujeres de 18 a 34 años de edad del centro de salud Rocafuerte
Elaborado por: Reyes Ronny.

Según los datos obtenidos mediante la encuesta, en la tabla 2 podemos determinar que las infecciones de vías urinarias se presentan con mayor frecuencia en mujeres que viven en sitios rurales, cuando las usuarias provienen del área rural con escasas condiciones de salubridad, (entre las que resaltan la pésima calidad del agua, malas condiciones de vivienda y alcantarillado) se desarrolla con facilidad procesos infecciosos urinarios, a diferencia de aquellas mujeres que viven en zonas urbanas dotadas de las condiciones básicas necesarias en cuanto a servicios sanitarios.

Tabla 3 Grado de instrucción

Nivel de educación	Frecuencia	%
Sin Instrucción	7	8%
Primaria	26	29%
Secundaria	43	48%
Superior	14	16%
Total	**90**	**100%**

Fuente: mujeres de 18 a 34 años de edad del centro de salud Rocafuerte
Elaborado por: Reyes Ronny.

Como podemos observar los resultados de la tabla 3, las mujeres con una educación básica (ya sea primaria o secundaria), son las más propensas a adquirir una infección de vías urinarias, debido a que el nivel educativo en muchas ocasiones puede ser un impedimento para comprender la importancia que tiene para su salud los controles médicos, seguir el tratamiento, los cuidados personales que deben continuar en sus hogares y sobre todo las maneras de prevención como el evitar ropa ajustada o de materiales como nylon que producen humedad y favorecen a un ambiente propicio para que se trasladen y desarrollen bacterias.

Tabla 4 Ocupación

Ocupación	Frecuencia	%
Estudiante	14	16%
Ama de casa	50	56%
Empleada domiciliaria	7	8%
Comerciante	5	6%
Otros	14	16%
Total	**90**	**100%**

Fuente: mujeres de 18 a 34 años de edad del centro de salud Rocafuerte
Elaborado por: Reyes Ronny.

En base a los resultados obtenidos, en la tabla 4 podemos observar que el mayor porcentaje de mujeres son ejecutivas del hogar, lo que demuestra que existe tanto un déficit de autocuidado y de conocimiento acerca de la importancia que deben tener las infecciones de vías urinarias, ya que a pesar de que pasen dentro del hogar no tienen la preocupación de evitar tener frecuentemente estas infecciones a diferencia de mujeres que trabajan fuera de su casa y el tiempo que le dedican al autocuidado es corto o limitado.

Tabla 5 Tiene conocimientos de lo que es una infección de vías urinarias

	Frecuencia	%
Mucho	18	20%
Poco	56	62%
Nada	16	18%
Total	**90**	**100%**

Fuente: mujeres de 18 a 34 años de edad del centro de salud Rocafuerte

Elaborado por: Reyes Ronny

De acuerdo con los resultados obtenidos de las encuestas en el centro de salud de Rocafuerte, las mujeres de 18 a 34 años de edad, poseen escasos conocimientos acerca de lo que es una infección de vías urinarias, el desconocer esta infección implica exponerse a padecerla constantemente e incluso a provocar complicaciones como una pielonefritis agua o crónica, entre los motivos por los que las mujeres desconocen de esta infección pueden estar la falta de interés, el nivel educativo o por la falta de tiempo.

Tabla 6 Frecuencia con la que asiste al centro de salud por presentar infección de vías urinarias

	Frecuencia	%
Siempre	43	48%
A veces	25	28%
Rara vez	17	19%
Nunca	5	6%
Total	**90**	**100%**

Fuente: mujeres de 18 a 34 años de edad del centro de salud Rocafuerte
Elaborado por: Reyes Ronny.

De las 90 mujeres encuestadas y en base a los datos obtenidos vemos que la mayor parte de ellas siempre acude al centro de salud por presentar infección de vías urinarias, debido a factores como por ejemplo un mal autocuidado, malos hábitos de higiene genital, condiciones insalubres en el sector donde vive entre otros factores provocan que la mayor parte de las mujeres entre 18 a 34 años de edad acuda muy frecuentemente al centro de salud por una infección urinaria.

Tabla 7 Frecuencia en tener relaciones sexuales

	Frecuencia	%
Más de 3 veces por semana	14	66%
Tres veces por semana	43	17%
Una vez por semana	28	12%
No ha tenido	5	6%
Total	**90**	**100%**

Fuente: mujeres de 18 a 34 años de edad del centro de salud Rocafuerte
Elaborado por: Reyes Ronny.

En la tabla 7 podemos observar los resultados que indican que el mayor porcentaje de mujeres mantienen relaciones sexuales con su pareja tres veces por semana, el tener frecuentemente actividad sexual es un factor de riesgo importante debido a que aumenta la concentración bacteriana en la orina y estas bacterias tienen más oportunidades de entrar a la uretra y por ende la posibilidad de tener una infección de vías urinarias.

Tabla 8 Asea sus partes genitales después de tener relaciones sexuales

	Frecuencia	%
Siempre	59	66%
A veces	15	17%
Rara vez	11	12%
Nunca	5	6%
Total	**90**	**100%**

Fuente: mujeres de 18 a 34 años de edad del centro de salud Rocafuerte
Elaborado por: Reyes Ronny.

En la tabla 8 vemos que la mayor parte de estas mujeres si asean sus genitales después de tener relaciones sexuales, el aseo genital después de cada coito es fundamental para evitar tener una infección de vías urinarias, realizar un mal aseo de atrás hacia delante es una de las formas más sencillas de que las bacterias se desplacen desde el área perianal hacia la vagina y uretra, usar un jabón de ph neutro es recomendable debido a que la piel es muy sensible en esa zona.

Tabla 9 Sufre constantemente retenciones urinarias

	Frecuencia	**%**
Siempre	23	26%
A veces	46	51%
Rara vez	11	12%
Nunca	10	11%
Total	**90**	**100%**

Fuente: mujeres de 18 a 34 años de edad del centro de salud de Rocafuerte.
Elaborado por: Reyes Ronny.

En la tabla 9 podemos ver que existe un alto número de mujeres que tienen varios episodios de retención urinaria, el almacenamiento anormal de orina en la vejiga puede ser ocasionado por alguna obstrucción en el aparato urinario, el estrés o problemas neurológicos, por otro lado la falta de miccionar antes y después de tener relaciones sexuales permite la colonización de bacterias, pues como se sabe al orinar se va a producir el arrastre de estos agentes que pueden estar en la uretra de la mujer.

Tabla 10 Conoce e identifica todos los signos y síntomas de una infección de vías urinarias

	Frecuencia	**%**
Todos	22	24%
Algunos	57	63%
Ninguno	11	12%
Total	**90**	**100%**

Fuente: mujeres de 18 a 34 años de edad del centro de salud Rocafuerte
Elaborado por: Reyes Ronny.

Según los datos obtenidos encuestando a mujeres en el centro de salud de Rocafuerte, en la tabla 10 los resultados nos arrojan que ellas solo saben identificar ciertos signos y síntomas que produce una infección urinaria, esto puede ser ocasionado a la falta de educación que reciben y los conocimientos escasos que tienen acerca de esta patología, explicando de esta forma que existe un gran porcentaje de mujeres con poco interés a enterarse lo que puede llegar a producir estas infecciones.

Tabla 11 Conoce las maneras de prevenir una infección de vías urinarias

	Frecuencia	%
Todas	20	22%
Algunas	59	66%
Ninguna	11	12%
Total	**90**	**100%**

Fuente: mujeres de 18 a 34 años de edad del centro de salud de Rocafuerte
Elaborador por: Reyes Ronny.

En base a los resultados obtenido mediante la encuesta podemos determinar que no todas las mujeres conocen sobre cómo prevenir una infección urinaria como el consumo frecuente de agua, evitar usar productos íntimos que irriten la zona, o en su gran mayoría conocen pocas formas de cómo hacerlo, como el aseo correcto de los genitales por lo que frecuentemente están propensas a contraer esta infección y acudir al centro de salud.

Tabla 12 Cuál es el tipo de agua que consume para su higiene personal

	Frecuencia	%
Agua potable	33	37%
Agua de repositorios (tanqueros)	44	49%
Agua purificada (bidón)	5	6%
Otras (ríos, esteros)	8	9%
Total	**90**	**100%**

Fuente: mujeres de 18 a 34 años de edad del centro de salud de Rocafuerte
Elaborado por: Reyes Ronny.

Según los resultados de la tabla 12, la mayoría de mujeres consumen agua por tanqueros para su consumo de higiene personal debido a que en la ciudad de Rocafuerte muy pocas veces brindan el servicio de agua potable, además de esto, la mayor parte de la población vive en sitios rurales lo que también imposibilita que este servicio potable llegue hasta sus hogares y por ende las personas tienen que recurrir a consumir agua de repositorio, adicional a esto el consumo de agua en escasas cantidades provoca una retención de orina que a la larga produce una infección, esto porque el beber agua produce la micción y por ende va expulsar bacterias que se encuentran en las vías urinarias.

Tabla 13 Se automedica cuando presenta síntomas de infección de vías urinarias

	Frecuencia	%
Siempre	13	14%
A veces	37	41%
Rara vez	12	13%
Nunca	28	31%
Total	**90**	**100%**

Fuente: mujeres de 18 a 34 años de edad del centro de salud Rocafuerte.
Elaborado por: Reyes Ronny.

Según los resultados obtenidos podemos ver que en la tabla 13 muchas de las mujeres encuestadas, al momento de presentar algún signo o síntoma asociado a una infección de vías urinarias, opta por automedicarse, debido a que ellas piensan que en el centro de salud no le van a brindar la atención oportuna e inmediata, o por otro lado piensan que estos síntomas después de un momento van a ceder y no ser recurrentes. Automedicarse muchas con un fármaco que no es el adecuado y abuso de estos por lo general provocan que la bacteria presente un alto nivel de resistencia al momento comenzar con el tratamiento correcto con personal capacitado para prescribirlo.

Tabla 14 Las enfermeras imparten charlas acerca de esta infección

	Frecuencia	%
Siempre	29	32%
A veces	12	13%
Rara vez	39	43%
Nunca	10	11%
Total	**90**	**100%**

Fuente: mujeres de 18 a 34 años de edad
Elaborado por: Reyes Ronny.

Los resultados de la tabla 14 hacen referencia a que las enfermeras del centro de salud raras veces brindan charlas educativas, esto puede ser debido al poco personal en enfermería que ofrece el centro de salud y a la demanda de pacientes, hace que muy pocas veces las enfermeras puedan brindar una charla post consulta.

Tabla 15 Como califica la atención que le brinda el personal de enfermería

	Frecuencia	%
Excelente	8	9%
Muy bueno	17	19%
Bueno	50	56%
Regular	12	13%
Deficiente	3	3%
Total	**90**	**100%**

Fuente: mujeres de 18 a 34 años de edad
Elaborado por: Reyes Ronny.

Según los resultados obtenidos, más de la mitad de las mujeres encuestadas respondieron que la atención brindada por parte de las enfermeras del centro de salud es buena, no obstante, con esto podemos determinar que el cuidado de enfermería no es el mejor para las usuarias, esto puede deberse a que las condiciones en cuanto a infraestructura del centro de salud tampoco están en las mejores condiciones para poder brindar cuidados óptimos y de calidad haciendo que el usuario se sienta a gusto con la atención brindada.

Tabla 16 Mejora su salud con los cuidados de enfermería

	Frecuencia	%
Siempre	34	38%
A veces	40	44%
Rara vez	13	14%
Nunca	3	3%
Total	**90**	**100%**

Fuente: Encuesta realizada a mujeres de 18 a 34 años de edad
Elaborado por: Reyes Ronny.

En la tabla 16 los resultados obtenidos hacen referencia a que no siempre las usuarias han recuperado su salud en un 100% con los cuidados de enfermería impartidos, esto debido a que el tratamiento aplicado no fue el mejor, el paciente no siguió con el tratamiento, o el paciente tuvo complicaciones con su enfermedad por lo cual tuvo que recurrir a otras medidas

Se entrevistó la líder el personal de la enfermería del centro de salud de Rocafuerte la Lic. Carmen Alexandra Rodríguez Delgado, a quien se le preguntó sobre los cuidados que le brinda el personal de enfermería a las pacientes con infección de vías urinarias en el centro de salud, indicando que este tipo de pacientes primero agendan su turno, luego pasan por el área de preparación donde se le toma los signos vitales y medidas antropométricas para luego su posterior consulta, una vez hecho esto el medico valora y envía exámenes complementarios y luego una vez realizado esto la paciente volverá con el médico para los resultados y enviará el tratamiento en donde si ha prescrito medicación parenteral, entrará la enfermera con el proceso de enfermería, también en resumidas cuenta manifiesta la licenciada la actuación que realiza ella es preparación, administración de medicamentos y entrevista post consulta que consiste en orientar a la paciente sobre el autocuidado del paciente que no siempre en muchas ocasiones se puede dar debido al poco personal que posee el centro de salud.

Cuando se le preguntó sobre los principales factores de riesgo que desencadenan una infección de vías urinarias manifestó que se puede dar por la alimentación, la higiene, la frecuencia de relaciones sexuales. También hablo que el medico lleva un protocolo sobre el tratamiento de las infecciones de vías urinarias pero que por lo general el médico le envía tratamiento tanto a la mujer como as u pareja. Dijo que es frecuente encontrar las infecciones de vías urinarias en mujeres jóvenes. Se le interrogó sobre si es que se brinda charlas educativas, con qué frecuencia lo realiza y si promueve el autocuidado, expreso que a ella si le gusta brindar charlas, dar entrevistas a los pacientes, comenta que anteriormente existía un área específicamente de post consulta en donde cuando el paciente salía del consultorio médico se dirigía para esa área y la enfermera brindaba educación al paciente sobre prevención autocuidado alimentación y entre otros temas más con el propósito de mejorar su salud. Ahora es muy poco frecuente debido a que la infraestructura del centro de salud no lo permite, además de que el personal de enfermería es muy reducido.

5. Conclusiones

- ✓ Se determinó que el personal de enfermería no aplica ningún tipo de guía, debido a que a nivel de ministerio de salud pública no existe una guía práctica de manejo de infecciones de vías urinarias en mujeres no embarazadas, por lo tanto, centran sus cuidados de enfermería en base al diagnóstico y prescripción médica y además no se brinda una postconsulta adecuada.

- ✓ Los factores sociodemográficos influyeron en la prevalencia de infección de vías urinarias como son los servicios básicos inadecuados, viviendas con insalubridad, falta de higiene y el nivel de educación.

- ✓ Los factores de riesgo más resaltantes por los cuales las mujeres del centro de salud de Rocafuerte padecen infecciones urinarias son: frecuentes relaciones sexuales, desconocer los signos y síntomas, retenciones urinarias frecuentes, desconocimiento de la técnica adecuada del aseo genital, la automedicación que puede conllevar a complicaciones como pielonefritis crónica.

6. Recomendaciones

✓ Al personal de enfermería del centro de salud de Rocafuerte mejorar el proceso de atención en enfermería, reactivando la post consulta para brindar charlas educativas y de consejería enfatizando en los factores de riesgo, prevención y complicaciones que conllevan a padecer infecciones de vías urinarias.

✓ Al centro de salud de Rocafuerte realizar constantemente visitas domiciliarias sobre todo a mujeres que habitan en zonas rurales, donde para ellas el traslado al establecimiento de salud es complicado, de esta manera se va a constatar las condiciones en las que habita, el nivel económico y educativo para su posterior intervención.

✓ A los profesionales de enfermería a continuar y profundizar este tipo de investigaciones fomentando en la población buenas practicas sanitarias, estilos de vida saludables, para mejorar las condiciones de salud y disminuir la morbilidad, en especial por infección de vías urinarias.

7. Bibliografía

1. Ministerio de salud El Salvador. Codigo de ética para profesionales de enfermería de El Salvador. [Online]; 2013. Acceso 25 de febrerode 2017. Disponible en: http://asp.salud.gob.sv/regulacion/pdf/otrosdoc/codigo_etica_profesionales_enfermeria.pdf.

2. García L, Cárdenas L, Arana B, Monroy A, Hernández Y. Construcción emergente del concepto: Cuidado Profesional de Enfermería. Florianópolis. 2011;: p. 74-80.

3. Roach S. The Human act of caring: A blueprint for the Health Profession roach Ottawa: Rev. ed.; 1992.

4. Gasull M. La ética del cuidar y la atención de enfermería. [Online].; 2005.. Disponible en: http://openaccess.uoc.edu/webapps/o2/bitstream/10609/1242/1/31802tfc.pdf.

5. Paucarima M. repositorio.ug.educ.ec. [Online].; 2013.. Disponible en: http://repositorio.ug.edu.ec/bitstream/redug/1843/1/TESIS%20DE%20INFECCION%20DE%20VIAS%20URINARIAS%20-%20MARIA%20PAUCARIMA.pdf.

6. Tumbaco A, Martinez L. repositorio.upse.educ.ec. [Online].; 2013.. Disponible en: http://repositorio.upse.edu.ec/xmlui/handle/46000/1003.

7. Ministerio de Salud Pública. Guia de Práctica Clínica (GPC). [Online].; 2013.. Disponible en: http://instituciones.msp.gob.ec/documentos/Guias/Guia_infeccion_v_u.pdf.

8. Diverger D, Valverde M, De la Cruz M, Leon T. Aspectos de la infeccion urinaria en el adulto. Revista Cubana de Medicina General Integral. 2013; 14(1).

9. González J, Fernández L. aeped.es. [Online].; 2014.. Disponible en: https://www.aeped.es/sites/default/files/documentos/07_infeccion_vias_urinarias.pdf.

10. Clinic M. MAYO CLINIC.ORG. [Online]; 2017. Disponible en: https://www.mayoclinic.org/es-es/diseases-conditions/urinary-tract-infection/symptoms-causes/syc-20353447.

11. Salas P, Barrera P, Gonzáles C, Zambrano P. Actualización en el diagnóstico y manejo de la infección urinaria en pediatría. Revista chilena en pediatría. 2012; 83(3).

12. Cavagnaro F. Infeccion urinaria en la infancia. Revista Chilena de Infectología. 2009; 22(2).

13. Moriyón J, Petit N, Coronel V, Ariza M. Infección urinaria en pediatría. Definición, epidemiología, patogenia, diagnóstico. Archivos Venezolanos de Puericultura y Pediatría. 2011; 74(1).

14. Castrillon J, Machado J, Gómez S, Gómez M. Etiología y perfil de resistencia antimicrobiana en pacientes con infección urinaria. Infectio. 2019.

15. Organización Mundial de la Salud. Organización Mundial de la Salud. [Online]; 2019. Acceso 31 de Enerode 2019. Disponible en: https://www.who.int/topics/nursing/es/.

16. Del Río P. uvadoc.uva.es. [Online].; 2015.. Disponible en: https://uvadoc.uva.es/bitstream/10324/19613/1/TFG-H696.pdf.

17. Aparicio A, Rodríguez S, Tobar V, Carlos H. Frecuencia reportada de infección de vías urinarias no complicada en mujeres universitarias. urologia colombiana. 2010; 19(2).

18. Orrego C, Henao C, Cardona J. Prevalencia de infeccion urinaria. Trabajos Originales. 2014.

19. Echeverría J, Sarmiento E, Osores F. Infección del tracto urinario y manejo antibiótico. Acta Médica Peruana. 2009; 23(1).

20. Cuevas A, Cuauthemoc C, Hernández I. Resultados de una encuesta epidemiológica de hábitos de higiene íntima en mujeres latinoamericanas. Revista de Obstetricia y Ginecología de Venezuela. 2011; 7(1).

21. Ministerio de Salud Publica. public.tableau. [Online]; 2016. Disponible en: https://public.tableau.com/profile/darwin5248#!/vizhome/Perfildemorbilidadambulatoria2016/Men?publish=yes.

2 Contreras A, Contreras ADMHMMM. Habilidad de cuidado de los profesionales de
2 enfermería de una institucion prestadora de servicios de salud. Revista Cultura del Cuidado
Enfermería. 2011;: p. 17-23.

2 Bernal M, Ponce G. Propuesta para la enseñanza del cuidado en enfermería. Nursing care
3 teaching proposal. 2009.

2 Zambrano R, Ubillús S, Chiriboga M, Sánchez M. Pedagogía del cuidado en la formación
4 profesional de la carrera de Enfermería. SINAPSIS. 2014.

2 Vázaquez V, Escámez J, García R. Educación para el cuidado; Hacia una nueva pedagogía :
5 Brief. ; 2012.

2 Watson J. El acto humano de cuidar: un plan para las profesiones de la salud Nueva York:
6 Colorado: Colorado Associated University Press; 1985.

2 Onetto F. Climas educativos y pronósticos de violencia. Pedagogía del cuidado. 2015.
7

2 Brackes D, Zamberlan C, Freitas H, Colomé J, Texeira M. Del cuidado previsible al cuidado
8 complejo de enfermería. Enfermería Global. 2014;: p. 275-281.

2 Watson J. Le caring. Philiphie et science des soins infirmiers Paris: Paris: Editions Seli
9 Arslan; 1998.

3 Lisfshitz A, Arredondo J, Amábile A, Pacheco C. Diagnóstico y Tratamiento antibacteriano
0 de infecciones de vías urinarias. Manejo Antibacteriano de Procesos infecciosos en el
Paciente Adulto. 2010.

3 Estarada A, Figueroa R, Villagrana R. Infección de vías urinarias en la mujer embarazada.
1 Importancia del escrutinio de bacteriuria asintomática durante la gestación. Perinatología y
Reproducción Humana. 2010; 24(3).

3 Chalá P, Treder M. Repositorio. [Online].; 2013.. Disponible en:
2 http://repositorio.utn.edu.ec/bitstream/123456789/1261/3/INCIDENCIA%20DE%20LAS%

20INFECCIONES%20DE%20VIAS%20URINARIAS%20EN%20MUJERES%20EN%20
EDAD%20FERTIL%20DE%2020%20A%2040%20A%C3%91OS.pdf.

33. Molina J, Manjarrez H. facmed.unam.mx. [Online]; 2015. Disponible en:
http://www.facmed.unam.mx/deptos/microbiologia/bacteriologia/enfermedades-vias-
urinarias.html.

34. Cadena C. Repositorio. [Online].; 2014.. Disponible en:
http://repositorio.utmachala.edu.ec/bitstream/48000/2133/1/CD0023-
TRABAJO%20COMPLETO-pdf.

35. Grupo Asesor Control de Infecciones y Epidemiologia. codeniped. [Online]; 2015.
Disponible en: https://codeinep.org/wp-
content/uploads/2017/02/Klebsiella_pneumoniae_ii.pdf.

36. Martinez E, Osorio J, Delgado J, Esparza G, Motoa G. Infecciones del tracto urinario bajo en
adurltos y embarazdas: consenso para el manejo empírico. Infectio Asociación Colombiana
de Infectología. 2013.

37. Coyotzi M, Pichardo M, De la Luz M, Contreras N. Insidencia de bacteriuria asintomática en
mujeres posmenopáusicas. Invest Med Sur Mex. 2014; 3(21).

38. Franco M, Patiño D, Carmen C. Protocolo de Infecciones urinarias. PROA. 2017.

39. Santandreu C. dep4.san Web Site. [Online].; 2015.. Disponible en:
http://www.dep4.san.gva.es/contenidos/doc/reserv/sesiones/archivos/cistitis.pdf.

40. Galacho A, Machuca J, Perez D, Julve V. medynet web site. [Online].; 2002.. Disponible en:
http://www.medynet.com/usuarios/jraguilar/Manual%20de%20urgencias%20y%20Emerge
ncias/hematuri.pdf.

41. Secretaría de Salud de Mexico. Diagnostico y tratamiento de la pielonefritis aguda no
complicada en el adulto. Guía de práctica clínica. 2014.

4 Sesme S. Repositorio. [Online].; 2013.. Disponible en:
2 http://repositorio.ug.edu.ec/bitstream/redug/1804/1/Tesis%20I%20PIELONEFRITIS.pdf.

4 Jean R. webs.academia.cat. [Online].; 2015.. Disponible en:
3 http://webs.academia.cat/revistes_elect/view_document.php?tpd=2&i=3769.

4 Acosta J, Ramoz M, Zamora L, J L. Prevalencia de infección de vias urinarias en pacientes
4 hospitalizadas con amenza de parto pretérmino. Ginecología y Obstetricia de México. 2014;
   82(11).

4 Guana M, Cappadona RDPA, Grazia M. Enfermería Gineco obrstétricia. En.: McGRAW -
5 HILL; 2009. p. 166-167.

4 Bonilla-Musoles F, Pellicer A. Obstetricia, Reproducción y Ginecología Basica. En.:
6 Pananmericana; 2008. p. 466.

4 Ministerio de Salud Pública. Componente Normativo Materno. En.; 2008. p. 42.
7

4 González E. Infecciones de tracto urinario. Nefrologia Hospital Universitario. 2016.
8

4 Suarez D, Vargas J, Salas J, Losada I. Manual de Diagnóstico y Terapéutica Médica. En.
9 Madrid: Hospital Universitario 12 de Octubre; 2016.

5 Junta de Andalucia. Junta de Andalucia. [Online]; 2018. Disponible en:
0 http://www.juntadeandalucia.es/servicioandaluzdesalud/guiaterapeuticaaljarafe/guiaTerapeu
   ticaAljarafe/view_new.asp?id=188.

5 Capdevila J. fesemi.org. [Online].; 2009.. Disponible en:
1 https://www.fesemi.org/sites/default/files/documentos/publicaciones/capitulo-1_5.pdf.

5 Empedium. empedium.com. [Online]; 2015. Disponible en:
2 https://empendium.com/manualmibe/chapter/B34.II.14.8.13.

5 Hooton T, Bradley S, DD C. Diagnostico y prevención de las infecciones de vias urinarias en
3 adultos. 2011.

5 Cabero L, Saldívar DCE. Obstetricia y Medicina Materno Fetal; 2007.
4

8. Anexos

Anexo 1. Instrumentos de evaluación

Universidad Estatal del Sur de Manabí

Facultad Ciencias de las Salud

Carrera de Enfermería

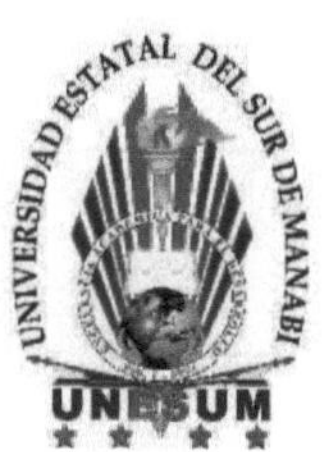

Encuesta realizada a mujeres de 18 a 34 años que asisten al centro de salud de Rocafuerte

Instrucción: se le pide responder las preguntas de la encuesta. La participación de la investigación es totalmente voluntaria. Una vez que se recoja información esta será de carácter confidencial, si alguna pregunta le parece incomoda hágalo saber al investigador.

Objetivo: determinar la importancia de la pedagogía del cuidado para la prevención de infecciones de vías urinarias en mujeres de 18 a 34 años de edad que asisten al centro de salud de Rocafuerte,

Datos de identificación

Edad: ___________ años

Marque con una √ la opción que crea usted conveniente

1.   ¿Cuál es su estado civil?

a)   Soltera   (   )

b)   Casada   (   )

c)   Unión libre   (   )

d)   Otros   (   )

2.   ¿Cuál es su lugar de procedencia?

a)   Urbano   (   )

b)   Rural   (   )

3.   ¿Cuál es su grado de instrucción?

a)   Sin instrucción   (   )

b)   Primaria   (   )

c)   Secundaria   (   )

d)   Superior   (   )

4.   ¿Cuál es su ocupación?

a)   Estudiante   (   )

b)   Ama de casa   (   )

c)   Empleada domiciliaria   (   )

d)   Comerciante   (   )

e)   Otros   (   )

5.   ¿Usted tiene conocimientos acerca de lo que es una infección de vías urinarias?

a)   Mucho   (   )

b)   Poco   (   )

c)   Nada   (   )

6.   ¿Con que frecuencia asiste al centro de salud por presentar una infección de vías urinarias?

a)   Siempre   (   )

b)   A veces   (   )

c)   Rara vez   (   )

d)   Nunca   (   )

7.   ¿Con que frecuencia tiene relaciones sexuales?

a)   Más de tres veces por semana   (   )

b)   Tres veces por semana   (   )

c)   Una vez por semana   (   )

d)   No ha tenido   (   )

8.   ¿Realiza el aseo a sus partes genitales después de tener relaciones sexuales?

a)   Siempre   (   )

b)   A veces   (   )

c)   Rara vez   (   )

d)   Nunca   (   )

9.   ¿Sufre retenciones urinarias a menudo (aguantarse las ganas para orinar)?

a)   Siempre   (   )

b)   A veces   (   )

c)   Rara vez   (   )

d)   Nunca   (   )

10.   ¿Sabe identificar todos los signos y síntomas de una infección de vías urinarias?

a)   Todos   (   )

b)   Algunos   (   )

c)   Ninguno   (   )

11.   ¿Conoce las formas de prevención ante una infección de vías urinarias?

a)   Todos   (   )

b)   Algunos   (   )

c)   Ninguno   (   )

12.   ¿Cuál es el tipo de agua que consume para su higiene personal?

a)   Agua potable   (   )

b)   Agua de repositorios (tanqueros) (   )

c)   Agua purificada (bidón)   (   )

d)   Otras (ríos, esteros)   (   )

13. **¿Usted se automedica cuando presenta síntomas de infección de vías urinarias?**

a)   Siempre   (   )

b)   A veces   (   )

c)   Rara vez   (   )

d)   Nunca   (   )

14. **¿Las enfermeras del centro de salud le brindan charlas acerca de esta infección?**

a)   Siempre   (   )

b)   A veces   (   )

c)   Rara vez   (   )

d)   Nunca   (   )

15. **¿Cómo califica la atención que le brinda el personal de enfermería?**

a)   Excelente   (   )

b)   Muy bueno   (   )

c)   Bueno   (   )

d)   Regular   (   )

e)   Deficiente   (   )

16. **¿Cree usted que con los cuidados de enfermería usted mejoró su salud?**

a)   Siempre   (   )

b)   A veces   (   )

c)   Rara vez   (   )

d)   Nunca   (   )

Anexo 2. Formato de entrevista

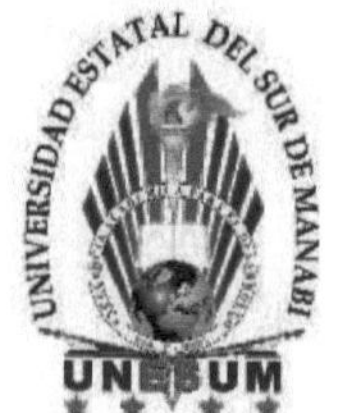

Universidad Estatal del Sur de Manabí

Facultad Ciencias de la Salud

Carrera de Enfermería

Entrevista realizada a líder de enfermería del centro de salud de Rocafuerte

Título de la investigación: Pedagogía del cuidado en la prevención de vías urinarias en mujeres

Entrevistado/a: Lic. Carmen Alexandra Rodríguez Delgado

Entrevistador: Ronny Javier Reyes Baque

Objetivo de la investigación: determinar la importancia de la pedagogía del cuidado para la prevención de infecciones de vías urinarias en mujeres de 18 a 34 años de edad que asisten al centro de salud de Rocafuerte

Cuestionario:

1. ¿Cuáles son los principales cuidados de enfermería que usted le brinda a una paciente con infección de vías urinarias?

2. ¿Lleva en práctica algún protocolo del MSP al momento de brindar los cuidados en infecciones de vías urinarias?

3. ¿Brinda charlas educativas a las usuarias sobre las infecciones de vias urinarias y con qué frecuencia lo realiza?

4. ¿Usted cree que, con los cuidados que brinda, las usuarias mejoran su salud notablemente?

5. ¿Promueve el autocuidado en las usuarias, sobre todo después de cada consulta médica?

Firma del Entrevistado

Firma del Entrevistador

Anexo 3. Fotos del proyecto

Figura 1. Visita al centro de salud Rocafuerte para aplicar las encuestas a mujeres.

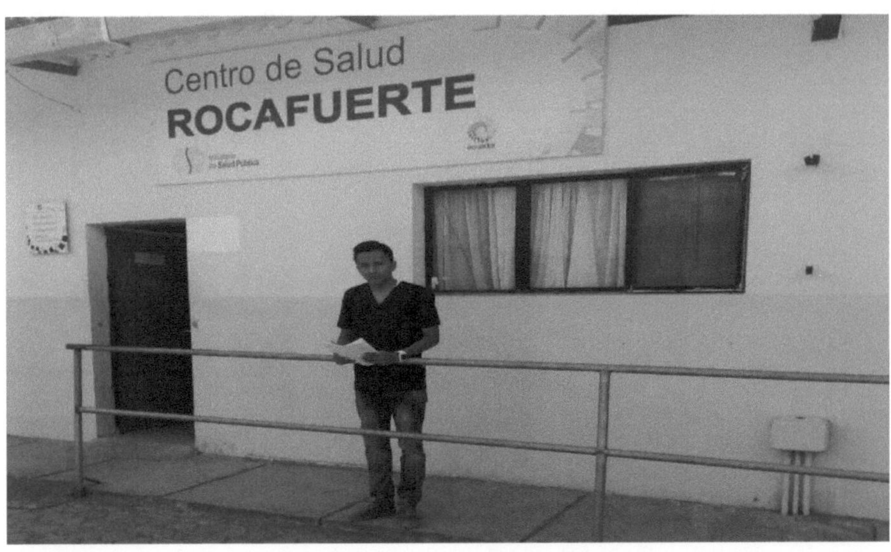

Figura 2. Explicación de encuestas a mujeres entre 18 y 34 años de edad diagnosticadas con ivu

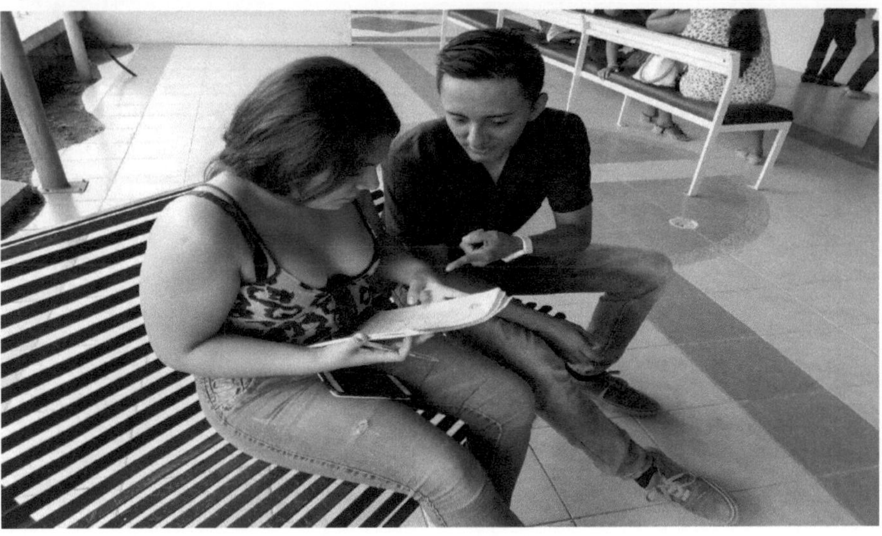

Figura 4. Aplicación de las encuestas a mujeres de 18 y 34 años de edad.

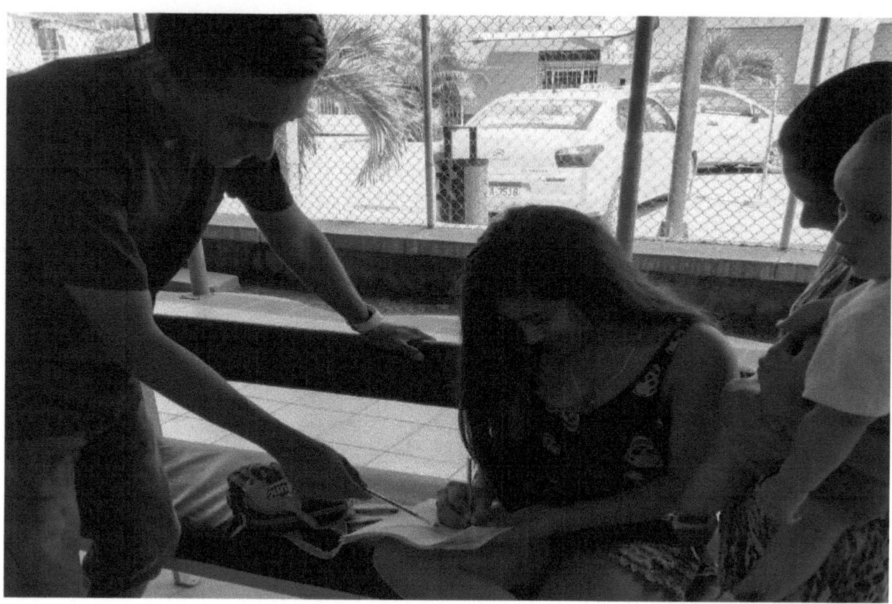

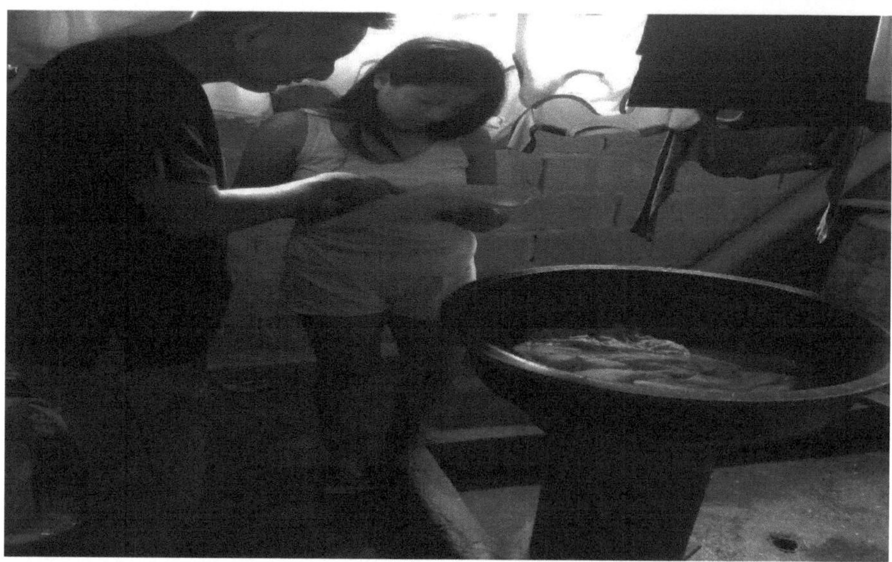

Figura 4. Entrevista realizada a la líder de enfermería del centro de salud Rocafuerte

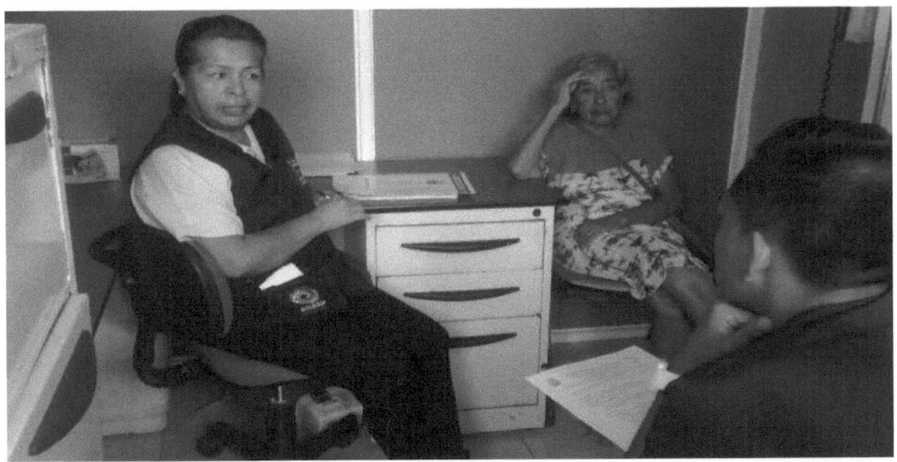

Figura 5. Revisión de avances del proyecto de investigación por parte del tutor Doctor Roberth Zambrano Santos

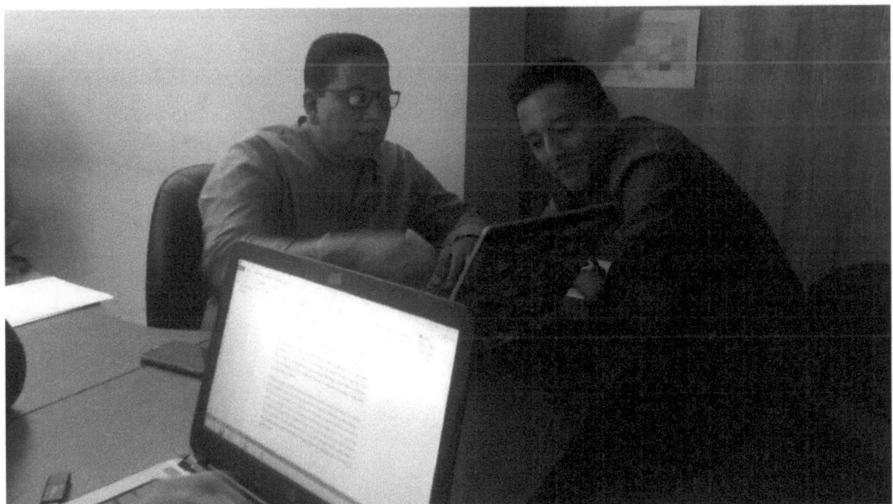

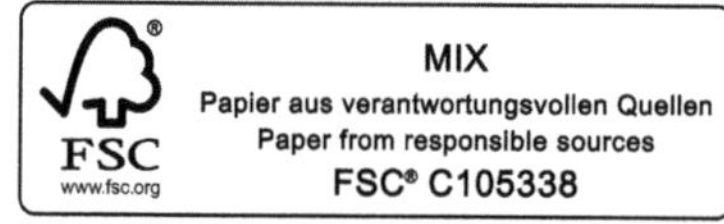

Printed by Books on Demand GmbH, Norderstedt / Germany